get it 轻知

女性健康保养指南

北京大学第一医院妇产科主任医师 毕　蕙／编著

中国轻工业出版社

图书在版编目（CIP）数据

女性健康保养指南 / 毕蕙编著 . —北京：中国轻
工业出版社，2024.4
ISBN 978-7-5184-4612-4

Ⅰ . ①女… Ⅱ . ①毕… Ⅲ . ①女性—保健—指南
Ⅳ . ① R173-62

中国国家版本馆 CIP 数据核字（2024）第 037057 号

责任编辑：瀚　文　　　　　责任终审：高惠京　　　　　设计制作：悦然生活
策划编辑：付　佳　瀚　文　责任校对：郑佳悦　晋　洁　责任监印：张京华

出版发行：中国轻工业出版社（北京鲁谷东街 5 号，邮编：100040）
印　　刷：北京博海升彩色印刷有限公司
经　　销：各地新华书店
版　　次：2024 年 4 月第 1 版第 1 次印刷
开　　本：710×1000　1/16　印张：11.5
字　　数：200 千字
书　　号：ISBN 978-7-5184-4612-4　定价：49.80 元
邮购电话：010-85119873
发行电话：010-85119832　010-85119912
网　　址：http://www.chlip.com.cn
Email：club@chlip.com.cn

女人的秘密

　　冰心曾说，这个世界少了女人就少了十分之七的美。女人爱美是天性，或柔情似水，或娇艳妩媚，或优雅大气……女人都在以不同的姿态绽放着自己的美丽，成为生活中一道亮丽的风景。女人娇美而又伟大，她们肩负着人类繁衍的使命。

　　但是，你真的了解自己吗？为什么有的人看起来总是那么年轻，而有的人再精致的妆容都难掩其岁月的痕迹？为什么有的人怀孕生育是那么自然而然，有的人却难求一子……这些奥秘其实都藏在女人的身体里。女人的身体就像一个神秘的花园，精心呵护才能有满园的繁花似锦；粗枝大叶则会杂草丛生。

　　健康的女人才美丽，而美丽的根本就在于女人的"私密花园"——乳房、子宫和卵巢。本书通过乳房篇、子宫篇、卵巢篇，从衣、食、住、行，全方位地教女人养护"私密花园"，出现不适如何辅助调理，从内而外地呵护自己。

　　女性唯有养护好"私密花园"，才能在渐长的年岁里得健康长伴，才能在保持外在青春活力的同时使女性骨子里温润优雅的独特气质散发出来。

保养乳房、子宫、卵巢，女人更美丽

乳房篇

吃出乳房健康和美丽

小米
滋阴补肾

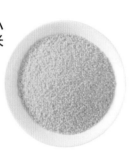

山药
有助于调节内分泌

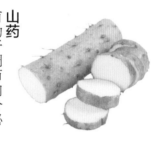

牛油果
有助于增强乳房弹性

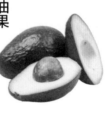

黄豆
调节雌激素分泌

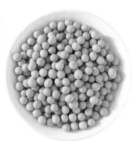

大白菜
有助于保护乳房健康

木瓜
舒筋活络

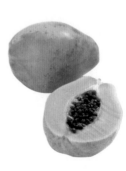

子宫篇

7大养子宫按摩穴位

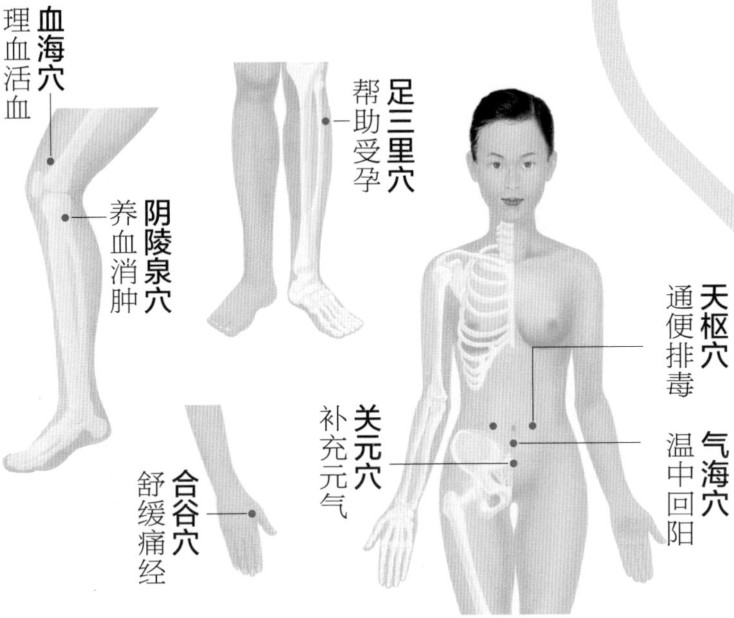

天枢穴
通便排毒
气海穴
温中回阳
关元穴
补充元气
足三里穴
帮助受孕
阴陵泉穴
养血消肿
血海穴
理血活血
合谷穴
舒缓痛经

卵巢篇

女性四阶段 呵护卵巢一辈子

青春期

补充优质蛋白、加强锻炼、注意经期卫生

婚育期

合理膳食、坚持运动、学会减压

更年期

呵护衰老的卵巢

老年期

适当补充雌激素

养气血、补五脏，气色好、人不老   12
五脏变化透露乳房、子宫、卵巢的健康状况   15

乳房篇

乳房是女人美丽的资本

1 PART 关爱女性健康从乳房开始

关于乳房，你了解多少   18
乳房的生长发育离不开激素   19
经常摸摸看，乳房问题简易自查   21
即使母乳喂养，也能让乳房坚挺的小妙招   24
这些小动作，无法让你"挺美"   26

2 PART 乳房"发脾气"，怎么办

大多数乳房疼痛没有大碍   28
乳头内陷不要着急   29
乳腺增生别急着吃药   31
纤维腺瘤不要随便切   33
大部分乳腺结节都是良性的   35
乳头溢液，别再困扰   36
当哺乳期与乳腺炎不期而遇时   37
乳腺癌也没那么可怕   39
乳房有问题，同时要小心子宫和卵巢   40
专题：从选择文胸到保养文胸，让双乳更坚挺   41

3 PART 吃出健康乳房与自信

专题：养护乳房的营养素　　44

　　　危害乳房的饮食元凶　　46

小米　滋阴补肾　　47

山药　有助于调节内分泌　　48

红薯　补脾虚，调气血　　49

芋头　健脾益气　　50

玉米　排毒丰胸的"卫士"　　51

黄豆　调节雌激素分泌　　52

红豆　助力消炎、通乳　　53

花生　丰胸、防衰老　　54

大白菜　有助于保护乳房健康　　55

番茄　利尿消肿，抗氧化　　56

莴笋　保持皮肤滋润光滑　　57

木瓜　舒筋活络　　58

桂圆　补气养血　　59

牛油果　有助于增强乳房弹性　　60

樱桃　促进乳房健康　　61

蒲公英　对调理乳腺炎有益　　62

枸杞子　养血，调气　　63

专题：好用的本草养胸方　　64

4 PART 5大特殊时期的乳房保健

青春期：端正姿势、营养均衡最重要　　66

桂圆红枣粥　补血养气　　67

海带烧鲤鱼　为乳房补充营养　　67

月经期：顺应激素调节，保持好心情　　68

核桃仁豆腐羹　丰胸效果好　　69

五豆粥　滋补佳品　　69

妊娠期：根据乳房大小调整文胸罩杯　　70

豌豆苗拌核桃仁 增强抗病力　71

鲜虾芦笋 促进新陈代谢　71

哺乳期：母乳喂养，养宝宝也养乳房　72

红豆红枣豆浆 促进乳汁分泌　73

蒜蓉西蓝花 预防产后乳腺疾病　73

绝经期：乳房保健关键期，谨防乳腺癌　74

萝卜炖牛腩 补虚益气　75

青木瓜炖鱼头 补充蛋白质　75

翡翠白玉汤 调节内分泌　76

荸荠玉米老鸭汤 补充营养　76

子宫篇

养好子宫，女人气色好

1 PART 健康子宫长什么样

亲爱的子宫，你了解多少　78

子宫健康的女人，月经通常是这样的　80

白带无异常，做健康舒爽的女人　86

老祖宗留下的"养宫"秘方　88

2 PART 子宫之殇，请说"不"

痛经，都是气血失调惹的祸　90

人参茯苓二米粥 补虚益气　93

当归生姜羊肉汤 补气养血　93

闭经，小心多囊卵巢综合征　94

月经不调，做到这两点能慢慢改善症状　95

恼人的经前期综合征　96

"宫颈糜烂"不是病　98

宫颈炎不仅仅是分泌物异常　99

小心流产引发的子宫内膜炎　101

子宫内膜异位症是埋在体内的不定时炸弹 102

子宫肌瘤，要不要切 104

子宫脱垂，小心子宫"离家出走" 106

绝经期女性要警惕子宫内膜癌 110

专题：远离人流，坐好月子 113

3 PART 好料理，吃出健康子宫

海参竹荪汤 缓解宫寒 116

蜜枣樱桃扒山药 益气养血暖手脚 117

清炒淡水虾 给子宫补充能量 118

红枣燕麦黑豆浆 调节内分泌 119

韭菜炒虾仁 温肾壮阳、缓解宫寒 120

生姜茶 缓解痛经 121

玫瑰花茶 活血散瘀、解郁 122

莲子桂圆红枣羹 养气血、美颜 123

当归乌鸡汤 祛寒、缓解痛经 124

红糖小米粥 化瘀止痛、促进子宫收缩 125

专题：四物汤，进补看体质 126

4 PART 7大穴位，对症调出元气子宫

合谷穴 缓解痛经 128

血海穴 理血活血 129

关元穴 补充元气 130

气海穴 温中回阳 131

天枢穴 通便排毒 132

阴陵泉穴 利湿消肿 133

足三里穴 帮助受孕 134

卵巢篇

养好卵巢，女人不易老

1 PART 卵巢赋予我们"女人味"

需要多多呵护的卵巢 136

卵巢分泌功能正常，才有"女人味" 138

多一份细心，警惕卵巢警报 140

女人养护卵巢的四个重要阶段 143

2 PART 吃出健康卵巢和美丽

黑米 延缓卵巢早衰 146

黑豆 促进卵巢发育 147

绿豆 帮助身体排毒 148

牛肉 补蛋白、促进修复 149

茄子 活血化瘀 150

木耳 补血排毒增气色 151

海带 减少卵巢疾病的发生 152

苹果 助力卵巢功能 153

猕猴桃 帮助卵巢保持活力 154

3 PART 28天神奇卵巢保养术

1~7天：清理毒素，为健康清路障 156

木耳拌洋葱 清热凉血，补肝益肾 157

凉拌苦瓜 帮助清除体内有害物质 158

香干炒芹菜 补钙，促代谢 158

8~14天：调养五脏，从基础养护卵巢 159

黑米桂圆粥 补肾益精 160

糯米莲子山药糊 健脾益气 160

番茄炒鸡蛋 护肝养肝 161

芋头烧鸭 补虚护肾 161

芹菜拌海带 降脂排毒 162

木瓜银耳羹 延缓卵巢功能衰退 162

枣杞煲猪肝 气血双补 163

葡萄黑芝麻酸奶 养肝排毒 163

15~21天：运动调养，增强卵巢活力 164

22~28天：给卵巢放个假 168

花生红枣猪蹄汤 呵护卵巢健康 169

豆腐丝拌胡萝卜 补充钙 170

青椒炒肉丝 补充维生素C 170

松仁玉米 补充维生素E 171

乌鸡山药汤 疏肝调经 171

专题：给卵巢补充营养 172

PART 4 私密处的隐患，医生教你提前诊断

卵巢囊肿，每个女人都可能有 174

一定要重视盆腔炎 175

下腹突然剧痛可能是卵巢黄体囊肿破裂 177

卵巢癌防复发更重要 178

卵巢早衰不可逆，只能提前发现和预防 179

专题：女性常见疾病的预防与治疗 181

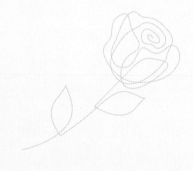

这些症状可能是气血不足惹的祸

◈ 气血凝滞易让乳房内长肿块

都说女人是水做的，这个"水"其实说的就是"气血"，气血滋养着女人，让女人身体健康、貌美如花。

中医讲究"气血通畅"，人体的气血是一条河流，只有河道通畅才能运输无阻，如果河道淤堵，堵的地方就会"生病"。所以，中医认为乳房内有肿块，就是痰湿结聚、气血凝滞导致的。

◈ 气血不足，往往乳汁就少

乳汁由气血转化而来，气血充盈的女性，乳汁分泌正常；相反，如果女性分娩后2~3天开始泌乳时，出现乳汁少或全无，乳汁清稀，乳房柔软、无胀痛感，面色苍白无光泽，神疲食少，舌淡少苔等症状，多是气血虚弱所致。

调养气血虚弱引起的少乳，以补气养血为主。饮食中，必须增加蛋白质和钙的摄入。比如多食鸡蛋、鱼、瘦肉、豆腐等富含优质蛋白的食物，并通过牛奶及奶制品、鱼虾、海带等来补钙，为了促进人体对钙的吸收，最好多出去晒太阳。

◆ 卵巢无排卵是气血不和

《万氏妇人科》上说："女子无子，多因经候不调。"指女人不孕多与月经不调有关。不孕症者常见月经失调，并出现无排卵或排卵障碍。其主要原因在于气血不足，抑或气滞血瘀，不能滋养子宫和卵巢。

所以，女人气血充沛，才能怀得上、生得下。

◆ 习惯性流产可能是气血不足

《女科经纶》上说："血气虚损，不足以荣其胎，则自堕。譬如枝枯则果落，藤萎则花堕。"指女性气血不足，不能养胎载胎，易频频流产。这就好像树的枝干枯萎了，果实自然不能成活，植物的藤死了，花一定会凋零。

唐代孙思邈的《备急千金要方》中提及："妊娠一月，足厥阴脉养，不可针灸其经。足厥阴内属于肝，肝主筋及血，一月之时，血行否涩，不为力事，寝必安静，无令恐畏。"意思是说，女性在怀孕一个月的时候，胚胎由足厥阴经的气血濡养，此时不可针灸肝经诸穴。孕一月时血行不畅，不可做体力劳动，休息睡眠的地方要安静，避免受惊吓。

与气血相关的两大脏腑，一是肝，二是脾胃，肝主藏血，脾胃是气血生化之源。所以，女性不宜做有损这两个脏器的事，比如喜吃腥腻辛燥的食物，过饥过饱，偏食寒凉生冷的食物。

气和血是构成人体和维持人体生命活动的两大基本物质，气血充盈、畅通，就会百病不生，活到天年；气血不足、瘀滞，就会百病丛生，半百而衰。因此，养好气血是养护乳房、子宫、卵巢的根本。

痛经的罪魁祸首——气血失调

中医认为，子宫的气血运行不畅，"不通则痛"；或子宫失于气血濡养，"不荣则痛"，都是痛经发作的原因。所以，中医治痛经以"通补气血"为主，气血充盈，运行通畅，来月经时就不会痛。

这是一款具有通补气血功效的食疗方。做法很简单：取当归10克，羊肉100克，生姜10克，葱段5克，炖至肉烂即可食用。每日一次，经前连服5~7天。此汤具有养血、活血、止痛的作用，帮助治痛经非常有效。

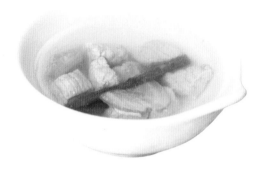

《黄帝内经》中对女性生理变化的阐述			
7岁	肾气旺，头发变得浓密	35岁	阳明经气血渐衰弱，面部开始憔悴，开始脱发
14岁	月经来潮，具备生育能力	42岁	三阳经气血衰弱，面部憔悴无华，头发开始变白
21岁	肾气充盈，牙齿长全	49岁	任脉气血虚弱，绝经，身体衰老，失去生育能力

 Tips　当归黄桑饮调气血，缓解痛经

当归是常见的补血调经药，号称"血家圣药"。黄芪是补气中药，桑葚能滋阴补血，用它们熬煮的当归黄桑饮可以调顺气血，缓解痛经。
取当归、黄芪各10克，干（鲜）桑葚20颗，用清水浸泡30分钟，如果是鲜桑葚洗净即可。将所有药材倒入砂锅中加300毫升水，大火煮开再小火煮30分钟，加适量红糖稍煮片刻即可。每天1剂。

五脏变化透露乳房、子宫、卵巢的健康状况

🌸 脏腑与乳房不得不说的秘密

乳房的生长发育，中西医各有讲究。西医认为生理、心理因素会影响乳房的生长发育；中医认为乳房的生长发育与五脏六腑、气血津液、经络密不可分。

从中医角度看，乳房受五脏六腑、气血津液、十二经脉的滋养，会随着女性自身精气的盛衰而起伏变化，又与月经、怀孕、生育等相互联系。虽然乳房只是身体的一个器官，但是经络让乳房与内脏连通成为一个整体，相互影响、相互促进。中医认为在女性身体中有一个生殖轴，即"肾-天癸-冲任-胞宫"轴，"天癸"就是月经，"冲任"是冲、任二脉，"胞宫"指的是子宫。这个轴一旦偏了就会生病。

所以，乳房的生理功能离不开腑脏、气血、经络的支持。

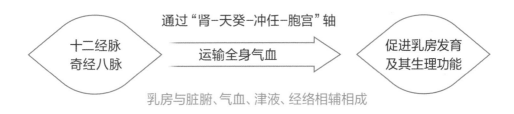

乳房与脏腑、气血、津液、经络相辅相成

🌸 肾气不足，手脚冰凉

中医认为人是靠着"精、气、血"来濡养的，子宫的源头就是五脏六腑，五脏六腑健康运行，肠胃消化好、呼吸顺畅、血液循环正常，子宫就会健康，人也跟着面若桃花、青春靓丽。如果五脏六腑不健康，子宫问题就会接踵而至。

肾是"先天之本"，它贯穿于人类的整个生命周期，从孕育、出生、生长、

发育、成熟到衰老。《灵枢·经脉》上说"人始生，先成精"，精是人体中一切精微物质如气、血、精、津液的总括，而这些生命物质正是由肾来封藏。"身体素质"其实指的就是肾气，能推动一切组织器官的生理功能。人体随着肾精及肾气的不断充盈会产生"天癸"，即月经。很多女性朋友在来月经的时候手脚冰凉，多半与肾气不足有关。

肝郁不疏，月经不规律

中医很看重"肝"对女性的影响，有"女子以肝为先天"的说法。

肝讲究的是"通达"，月经就是靠肝的疏泄作用排出的，月经的规律与否跟肝有很大关系。精神压力、紧张、情绪抑郁都会影响肝，以致出现月经不规律甚至几个月都不来月经的现象。

肝郁不疏还会造成女性体内激素失调，久而久之脸上就会出现黄褐斑。所以，保持好心情对女性来说就是最好的美容妙招。

脾胃不和，易伤子宫

脾胃是后天之本，气血生化之源。我们吃进去的食物，在脾胃的作用下转化成营养物质，是气血生化的源头。脾胃的运化功能正常，气血充足，向下注入子宫，再成为经血。因此子宫需要脾胃运化的营养物质来维持月经周期的正常。如果平时不注意养脾胃，比如爱吃生冷食物、暴饮暴食、过度疲劳，就会伤害子宫，影响月经周期，甚至会导致不孕不育。

"伤心"伤气血

心是五脏之首，《黄帝内经》中称其为"君之主官"。心主血脉，接受营养物质滋养的同时，配合其他所有脏腑的功能活动，推动血液输送至全身，心主血脉的功能会直接或间接影响女性的生理活动和病理变化。

肺气不畅，毒素堆积

中医认为，肺主一身之气，司呼吸，主宣发、肃降。《黄帝内经》中称其为"相傅之官"。如果说心是一国的君主，那么肺就是辅佐君主的宰相。肺功能正常，身体才能上下通气，保证身体中水液的正常输布和排泄。如果肺功能不正常，就很容易让体内毒素堆积。我们喜欢生活在干净整洁的环境中，身体器官也是如此，如果身体不能遵循正常的新陈代谢规律，体内就会变成"垃圾场"，疾病离你也就不远了。

乳房篇

乳房是女人美丽的资本

PART **1**

关爱女性健康从乳房开始

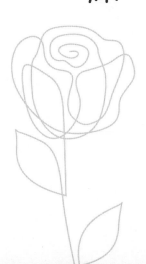

关于乳房，你了解多少

乳房的内部构造

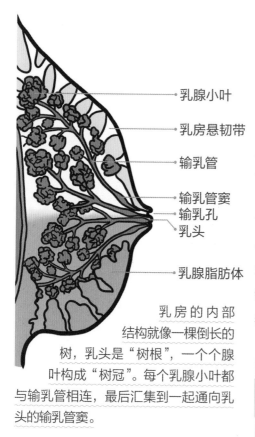

乳腺小叶

乳房悬韧带

输乳管

输乳管窦
输乳孔
乳头

乳腺脂肪体

乳房的内部结构就像一棵倒长的树，乳头是"树根"，一个个腺叶构成"树冠"。每个乳腺小叶都与输乳管相连，最后汇集到一起通向乳头的输乳管窦。

乳房应该有的正常形态

从出生那一刻起，我们就跟乳房有着最亲密的接触，它不仅哺育了可爱的生命，更是女孩向女人转变的最显著特征。虽然乳房是女性最亲密的伙伴，但其实大部分女性并不了解乳房应有的形态。然而，这正是需要警惕的地方，乳房形态异常往往是疾病的信号。

正常情况下，乳房应该在胸前第2肋骨至第6肋骨之间，内侧在胸骨旁，外侧贴近腋前线至腋中线。当然，乳房的位置与年龄、体形、发育程度等密切相关，未婚女性乳房位置会略高，随着年龄增长伴随哺乳，乳房位置开始变得低垂。而通过锻炼胸大肌，加上日常多注重乳房保养，可以保持乳房健康。

Tips 不容忽视的乳房病变信号

如果癌细胞侵入乳腺皮下淋巴管引起堵塞，会导致淋巴水肿，在皮肤上就会出现像橘子皮似的小坑；如果癌细胞侵及乳房韧带时，结缔组织纤维就会缩短牵拉皮肤向内凹陷，乳房表面就会出现"小酒窝"。

乳房的生长发育离不开激素

影响乳房发育的3大激素：雌激素、孕激素、催乳素

乳房是否健康、饱满有赖于各种激素的作用，如果其中一种或者几种激素出现了紊乱，激素之间的平衡失调，就会直接或者间接影响乳房的发育及其生理功能。

雌激素

雌激素主要由卵巢分泌。进入青春期后，卵巢开始发育，同时分泌雌激素。在雌激素的作用下，女性的第二性征开始显现，乳头颜色加深，乳晕增大，微微隆起，此时乳房开始发育了。

孕激素

卵泡成熟排卵后会变成黄体，孕激素就是由卵巢颗粒黄体细胞和卵泡膜黄体细胞合成与分泌的。

妊娠期胎盘分泌大量雌激素和孕激素，刺激输乳管发育。

催乳素

催乳素是由垂体前叶嗜酸细胞分泌的一种肽类激素，它非常活跃，能够促进乳腺的生长发育，并启动和维持泌乳功能。

青春期，催乳素在雌激素、孕激素及其他激素的共同作用下促进乳腺的发育；妊娠期，乳腺在催乳素的作用下得到充分发育，为哺乳做好准备；生完宝宝后，雌激素和孕激素水平下降，催乳素大量增加，乳腺开始泌乳。

除了以上所说的对乳房有直接影响作用的3大激素外，生长激素、肾上腺皮质激素也对乳房的发育有着间接作用。

● "下丘脑-垂体-卵巢"轴，调控激素分泌

女性身体里有一个特殊的调控系统，即"下丘脑－垂体－卵巢"轴，它严格调控着卵巢激素的分泌。青春期开始后，这个轴会逐渐发育成熟，从而分泌雌激素、孕激素等，在这些激素的作用下乳房开始发育。

在这个轴系统中，卵巢的作用很关键，它的健康与否直接影响着雌激素和孕激素的分泌，进而影响乳房的健康。总之，卵巢与乳房息息相关，为了乳房的健康也要时刻注意呵护卵巢。

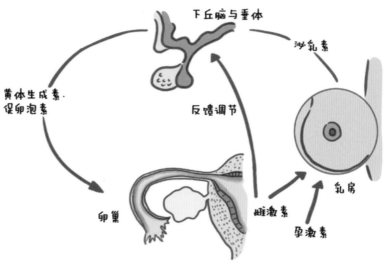

"下丘脑-垂体-卵巢"轴

Tips 蒲公英外敷缓解乳腺增生

蒲公英有解毒消肿、散结止痛的功效，中医常用来外敷或内服以治疗各种硬结。
取鲜蒲公英5～10克捣烂，加适量凉白开调成糊状，直接敷于肿胀疼痛处，厚0.5～1厘米，外覆保鲜膜，可以用绷带包扎固定，每日换药1次。同时，还可以用蒲公英、野菊花各30克，煎汤内服。

蒲公英

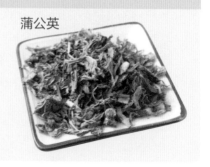

经常摸摸看，
乳房问题简易自查

30岁开始，把乳房自检当成必修课

　　虽然很多女性都有乳房保健的意识，但是很少有人定期去医院做乳房检查，所以学会日常的乳房自检十分必要。尤其是30岁以上的女性，生活压力、工作忙碌、结婚生子等都影响着乳房的健康，是乳房疾病的高发人群，而乳房自检是早发现乳腺疾病最简单有效的方法。

触摸自检

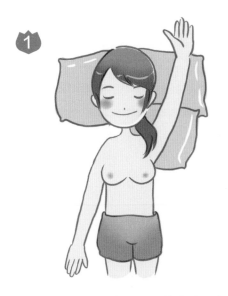

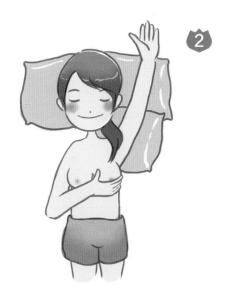

　　1. 平躺在床上，裸着上身，高举左臂，左肩下垫一个小枕头。

　　2. 用右手食指、中指、无名指的指腹，仔细缓慢地触摸左侧乳房，按照顺时针方向从乳房外围逐渐移动检查至乳头，检查是否有硬块、肿胀、压痛感。

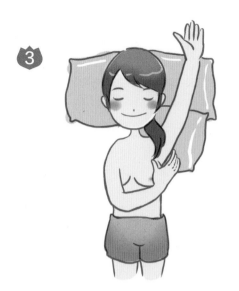
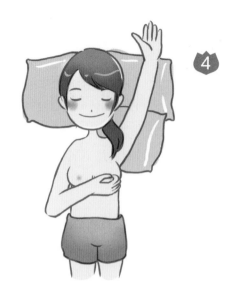

3.检查腋下淋巴是否有肿大。

4.用拇指和食指轻捏乳头，看看是否有液体排出。然后用同样方法自检右侧乳房。

◉ 最好在月经结束后第3~7天自检

乳房自检的时间最好安排在月经结束后的第3~7天。因为随着月经的结束，乳房的充血渐缓，此时的乳房比较柔软，如果有硬结很容易被摸到。这段时间激素对乳腺的影响较小，乳腺处于相对静止状态，如果有病变比较容易被发现。

当然，也可以选一个月中的几个时间段检查，这样有助于了解不同时期的乳房硬度变化，能让自检更加准确、细致。但是，不建议在月经前自检，因为月经前乳房会肿胀、变硬，特别是有乳腺增生的人，此时检查很容易出现误导。

◉ 孕期乳房检查要特别注意

女性怀孕后，由于体内激素的剧烈变化，加上产后哺乳，乳房会出现胀痛、刺痛，乳头有分泌物等，这是正常的生理现象，如果有其他症状，应予以重视。

乳房肿块

这些硬结可能是增厚的腺体，属于正常的孕期现象，不用紧张。如果还有其他症状发生的话，建议去医院检查。

乳房疼痛

孕期乳房胀大对乳房内组织的拉扯会造成乳房疼痛，属于孕中期的正常反应，如果没有其他症状就无大碍。

乳头发痒

孕期乳头发痒，颜色变深，属于正常状态，不用担心。如果乳头发痒的同时还有肿大、脱皮等症状，就需要马上就医。

重点检查外上象限

把双乳看做一个整体，可以分为四个区域：内上象限、内下象限、外上象限、外下象限。以左侧乳房为例，在进行乳房自检的时候，重点检查外上象限范围，可延伸到腋前，这个区域是恶性肿瘤多发区。

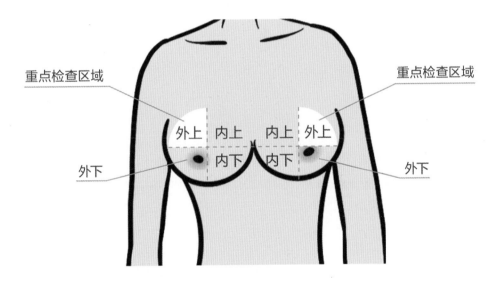

重点检查区域　　　　　　　　　　　　　　　　重点检查区域

外上　内上　　内上　外上

外下　内下　　内下　外下

Tips 照镜自检这样做

裸着上身，自然站立双手高举过头顶，对镜自照，仔细查看。
1. 双乳的形状是否有变化。
2. 皮肤上有无红肿、皮疹、褶皱等异样。
3. 乳头是否在同一水平线上。
4. 乳头是否有抬高、回缩凹陷等现象。
5. 轻压乳头是否有分泌物。

即使母乳喂养，
也能让乳房坚挺的小妙招

穿戴舒适的棉质哺乳内衣，防止产后乳房下垂

在哺乳期间，穿戴舒适的哺乳内衣不仅可以支撑乳房，防止产后乳房下垂，还能够促进乳房处的血液循环，促进乳汁的分泌。但由于泌乳时常常会弄脏内衣，所以应该选择方便穿脱和清洗，又可以保护乳房的棉质哺乳内衣。

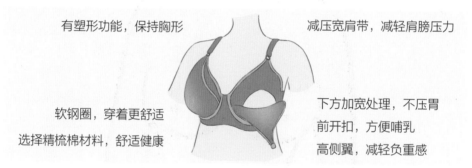

有塑形功能，保持胸形　　　　　　减压宽肩带，减轻肩膀压力

软钢圈，穿着更舒适
选择精梳棉材料，舒适健康

下方加宽处理，不压胃
前开扣，方便哺乳
高侧翼，减轻负重感

日常多吃美胸食物，保持乳房健康和活力

产后的新妈妈应多吃富含膳食纤维和蛋白质的食物，如小米、黄豆、鸡蛋、瘦肉、鱼虾、牛奶等。膳食纤维可以促进身体排毒，蛋白质有助于保持乳房皮肤光滑细腻。新妈妈还应吃富含维生素的食物，如番茄、莴笋、白菜等，以增加皮肤弹性。

温水湿敷、冲洗乳房，使胸部皮肤更加水润

新妈妈每天用37℃的湿毛巾敷乳房10~15分钟，再涂抹身体乳，可以有效避免皮肤干燥。此外，在淋浴的时候，可以用花洒冲洗按摩乳房，有放松心情的效果。

🌸 每天按摩乳房，双乳饱满奶水足

按摩乳房能够促进胸部淋巴循环，有助于紧实胸部肌肉，加强支撑力，还有利于乳腺小叶和输乳管的生长发育，促进乳汁分泌，让新妈妈奶水更足。

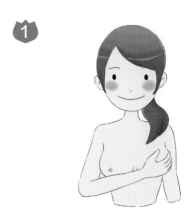

1. 挺直腰背，用右手大把握住左侧乳房。

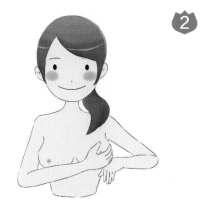

2. 将左手手背贴在乳房外侧，轻轻平推再松开，重复动作3次。

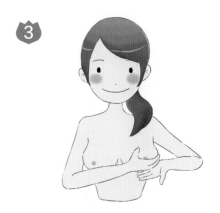

3. 将左手掌心向上，用小拇指轻托乳房底侧，让乳房有弹跳感，重复动作3次。

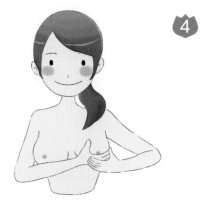

4. 张开左手掌从下面托住乳房，往上推动再松开，重复动作3次。

这些小动作，无法让你"挺美"

关爱乳房不仅要注意饮食、选对文胸，还要重视日常那些容易被忽略的细节，比如伏案写字的姿势、走路的姿势、站姿等，正所谓"千里之堤毁于蚁穴"，看似微不足道的小事其实威胁着乳房健康。

常让人忽视的错误动作，你中了几招？

伏案工作

如果乳房受到硬物压迫超过1.5小时，就会影响乳腺的正常生理功能，容易诱发各种乳腺疾病。所以，不管是伏案写字还是用电脑，都要坐端正，不要让乳房挤压在桌子边缘，更不要趴在桌面上。而且，长时间伏案工作的女性要时不时做下扩胸动作，缓解上肢、胸背部的紧张疲劳。伏案时，上身应挺直，胸部离开书桌10厘米左右。

趴在床上

很多人喜欢趴在床上玩手机，这其实对乳房损伤很大。长时间趴在床上，会让乳房受到过多挤压，容易造成乳房变形外扩，局部血液循环不畅。应尽量减少趴着的动作。

双臂抱胸

乳房刚发育的女生，会因为害羞总是双臂交叉抱在胸前，这是一个很不好的动作，因为乳腺组织比较脆弱，尤其是刚开始发育的阶段，外力的压迫会阻碍乳房的生长发育，不仅影响胸型美观，还会埋下健康隐患。所以，有女儿的妈妈们要让女儿大方、自信地正视乳房发育的过程。站立时应放松地将手自然垂放于双腿两侧，或抱手于腹前。

驼背、弯腰

平时走路、坐着的时候习惯性驼背，会影响乳房的生长发育，压迫乳腺组织，不利于乳房健康。尤其是处于青春期的女生，如果长期驼背，将来很容易乳房下垂。日常，应挺胸抬头，挺直腰板。

PART

2

乳房『发脾气』，

怎么办

大多数乳房疼痛没有大碍

　　一位女性患者，30岁左右，衣着靓丽却满脸愁容，就诊时说："医生，我乳房总是一阵阵地疼，感觉硬邦邦的，一按就疼，有的时候连跑步都疼，我特别害怕，会不会是得了乳腺癌？"后来，我给她做了检查，看了报告单告诉她："你这是经前期乳房疼痛，你是不是要来月经了？"这位女士一算，确实如此，心里的石头也落地了。

医生解答

　　经常会有一些女性朋友因为乳房疼痛来就诊，有处于青春期的女生，也有二三十岁的女性。大家对乳房疼痛很警惕，担心患上疾病甚至是癌症的前兆，一疼就会特别紧张，其实大多数乳房疼痛都是生理变化所引起的暂时性疼痛，并没有大碍。下面向大家介绍几种常见的乳房疼痛情况。

　　1. 处于青春期的女生乳房疼痛，多是因为卵巢发育开始分泌雌激素，刺激乳房开始发育，从而出现轻微胀痛或隐痛感，这种疼痛一般会在月经初潮后消失。

　　2. 上面案例提到的"月经前乳房疼痛"，是因为月经前雌激素和孕激素的水平较高，对乳腺刺激大；月经后激素水平下降，疼痛就会好转。

　　3. 孕妈妈怀孕一个半月左右，渐大的乳房会有胀痛感，有的持续3~4个月，有的持续整个孕期。这是因为怀孕后雌激素、孕激素、催乳素等激素刺激乳腺加速发育，促使产后泌乳。这种情况无须特别治疗，注意及时更换合适的文胸就可以了。

　　4. 有女性抱怨性生活后会感觉乳房疼，有的人可能事后就好了，有的人要两三天才好。这种情况，如果不是老公抚摸时过于用力，那就是夫妻间的性生活不够和谐。

乳头内陷不要着急

　　之前接待过一位年轻女性，就诊时特别羞涩地说自己的乳头不凸出。看她登记的个人信息是24岁，我就问她："为什么现在才发现自己的乳头不突出呢？"她特别不好意思地说："因为有了男朋友，跟男朋友生活了一段时间，有次男朋友开我玩笑时说的，我一开始没当真，因为从小到大就这样，也不觉得有什么，但是后来自己悄悄研究了下，发现我的乳头确实与正常的有差别。"随后我给她做了相应的检查，她属于轻度的乳头内陷，只是乳头比较低平，并无大碍。

医生解答

　　乳头内陷一般是先天性的，如果乳头低平或者回缩，但能被挤出或者受刺激后能凸出，这种情况一般只是轻微程度的乳头内陷，不处理也不会影响健康。

　　如果乳头完全陷在乳晕内，很难被拉出，还有分泌物或者异味，这种情况属于中度乳头内陷，需要就医治疗，否则在哺乳期不但影响哺乳，还容易得乳腺炎等疾病。

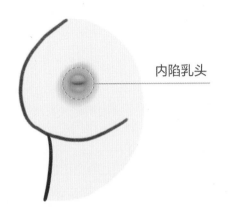

内陷乳头

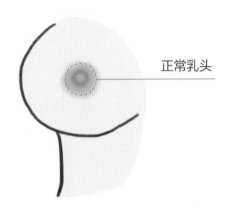

正常乳头

如果有乳头内陷的情况，可以通过下面的方法进行纠正。

牵拉法

对于轻度的乳头内陷，可以用手指轻轻将内陷的乳头向外牵拉，注意在牵拉时动作一定要轻柔。

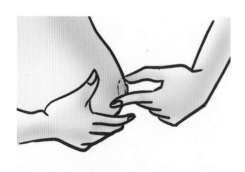

1. 用一只手托着乳房，另一只手以拇、食和中指牵拉乳头下方的乳晕，改善伸展性。

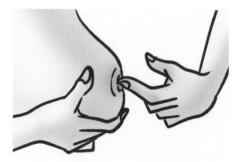

2. 抓住乳头，往里压到感到疼痛为止。

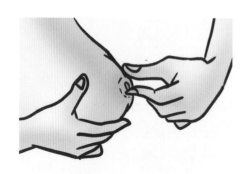

3. 用手指拉住乳头，然后拧动，反复2~3次，使乳头凸起。

Tips 需要警惕的情形

需要注意的是，如果乳头有一天突然内陷了，最好去医院及时检查，可能有乳腺癌的隐患。

使用工具

严重乳头内陷者可以借助乳头吸引器和矫正胸罩来矫正。使用的时候要注意，一旦发生疼痛应立即停止。

乳腺增生别急着吃药

前几天，一位朋友向我咨询说："我女儿最近感觉胸部胀痛，我觉得可能是因为她最近工作压力大，乳腺增生了，想去药店给她买点药，她应该吃什么药呢？"后来我又跟她女儿通了电话，仔细询问了症状，基本确定是精神压力引起的乳腺增生，建议她注意休息、适当运动，没有必要吃药，最好来医院检查一下。

医生解答

乳腺增生是女性常见病，很多女性感觉到乳房胀痛后就特别紧张地来就诊，但十有八九都是乳腺增生，并无大碍。日常注意调节心情，不管是工作还是生活都要劳逸结合，多运动，定期检查就可以了。

轻微的乳腺增生是不需要吃药的，如果没有进行过内分泌系统的全面检测，最好不要服用抗雌激素药物。

乳腺增生患者要注意饮食结构的调整，忌吃以下4种食物。

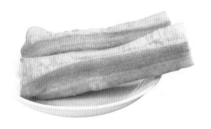

高脂肪食物

高脂肪食物如油炸食品、奶油等是诱发乳腺癌的危险因素之一。

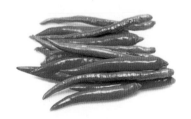

刺激性食物

辛辣刺激性调味品或食物，如姜、蒜、辣椒、韭菜、花椒等。

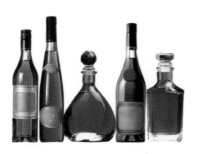

烟酒

饮酒是乳腺的大敌。饮酒会增加乳腺肿瘤的发病率。

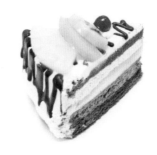

高糖食物

过多摄入糖果、蛋糕、巧克力等高糖食物，会提高雌激素水平，从而增加乳腺增生的风险。

 Tips 如何检测乳腺增生的程度

乳腺增生一般在月经前会表现得比较明显，因此可以根据月经周期来判断乳腺增生的程度。

轻微：月经前乳房胀痛1~2天。

中度：月经前7~8天就开始胀痛。

重度：从排卵期就开始疼痛，或者一碰就疼得受不了。这种情况要及时就医。

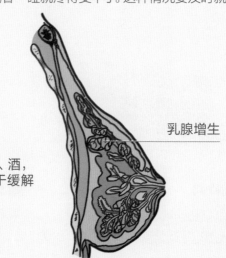

乳腺增生

清淡饮食，忌烟、酒，放松心情，有助于缓解增生症状

纤维腺瘤不要随便切

    有一位姑娘,刚满18岁,来咨询纤维腺瘤手术,见面就跟我说:"医生,是不是纤维腺瘤割不干净?"我问她:"怎么会这么问呢?"她说:"我有个表姐,前几年查出有纤维腺瘤,然后做手术割掉了。她本以为可以高枕无忧了,可是半年后又发现了。"

    然后我就给这个姑娘讲述了一个案例。曾经有一位左侧乳房长了纤维腺瘤的患者,检查后发现纤维腺瘤有几毫米大,我就对患者说:"不用担心,开些药回去吃,过段时间再复查,这个大小的纤维腺瘤不用做手术。"后来复查几次都没什么问题,等她生完宝宝再检查身体的时候,纤维腺瘤都不见了。

    所以,并不是长了纤维腺瘤就一定要手术,如果它很小,可以和身体和平共处,那就无大碍,它或许会随着身体的变化自己消失。

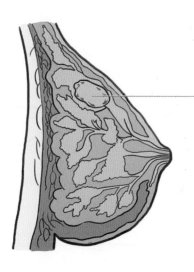

纤维腺瘤一般呈圆形或卵圆形,表面光滑、质地坚韧,边界清楚,与皮肤和周围组织无粘连

乳腺纤维腺瘤是常见的乳腺良性肿瘤，多发于20~40岁的育龄女性，这是因为纤维腺瘤的产生跟雌激素水平有关系，而这个年龄段的女性卵巢功能旺盛，性激素也处于活跃期。有些人的乳腺组织对雌激素比较敏感，当雌激素水平失衡时，过度刺激会让乳腺的上皮组织和纤维组织发生不同程度的增生，就形成了纤维腺瘤。

是不是所有的纤维腺瘤都能自愈呢? 如果纤维腺瘤长得不快，可以观察并定期复查，一般大于1.5厘米的纤维腺瘤还是需要手术的。特别要注意的是，想要怀孕的女性，如果乳房内的纤维腺瘤到了需要做手术的地步，一定要术后再备孕，因为怀孕会让雌激素水平上升，纤维腺瘤也会跟着长大。

纤维腺瘤平常很难被察觉，所以定期做乳房检查是很有必要的。

对治疗与否的简单判定

总体来说，只要纤维腺瘤还能动来动去，没有粘连，就可以先观察。但是，纤维腺瘤是否需要手术切除，还是需要通过检查后遵医嘱。

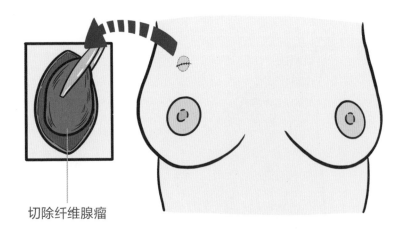

切除纤维腺瘤

大部分乳腺结节都是良性的

乳腺结节是一种症状，常见于乳腺增生及乳腺肿瘤等疾病。良性结节的活动度良好，它们与周围组织无粘连，嵌在组织间。当来回推动它们时也不会引起皮肤凹陷或其他异常。良性结节经常让人感觉疼痛，尤其是出现囊肿的时候，于月经前疼痛加重，月经来潮后疼痛减轻或消失。恶性结节则很少造成疼痛，它们就像石头或杏核一样，与周围组织界限不明显。

乳腺结节 ≠ 乳腺癌

乳腺结节多是良性，癌变概率低。一般来说，月经后变小甚至消失的结节，良性的可能性比较大。发现乳腺结节后，一般会根据BI-RADS（美国放射学会的乳腺影像报告和数据系统）分级法将乳腺病变分为0~6级，级别越小，离癌变越远。4级以下恶性可能性较低，一般是良性病变。

需要注意的是，超声检查不能绝对区分乳腺结节的良性、恶性，确诊需进行病理学检查。

乳腺结节的预防和应对

1. 养成良好的生活习惯，适量运动，少熬夜，戒烟酒，避免长期服用避孕药和激素类药物。

2. 多吃蔬菜和水果，常吃海带可帮助预防乳腺结节的发生，忌食辛辣刺激的食物及容易加重病情的食物，比如巧克力、咖啡等。

3. 去正规医院检查，综合评判，采取个性化的治疗方案。

 乳腺结节者可以适量喝豆浆

豆浆富含植物蛋白，对乳腺有一定的养护作用。其中含有的天然植物类雌激素具有调节人体内雌激素水平的作用，一般不会刺激乳腺增生或结节。豆浆中的蛋白质和维生素E等营养素还有助于调节免疫力。

乳头溢液，别再困扰

很多女性都有一个疑问：乳头溢液正常吗？到底需不需要治疗？乳头溢液是乳腺疾病的常见症状，发生率仅次于乳腺肿块和乳房疼痛。一般来说，乳头溢液可分为生理性及病理性。

生理性与病理性乳头溢液的区别	
生理性乳头溢液	病理性乳头溢液
挤压乳头时出现溢液	自发性溢液
多孔、双侧乳腺	单孔、单侧乳腺
不伴有肿块	伴有肿块
多为浆液、黏稠度低	血性、黏稠性溢液

🌸 发现乳头溢液需要注意什么

1. 不要用力挤压乳头，不要滥用避孕药及含雌激素的美容用品，要注意乳房的清洁和卫生，以免滋生细菌引起感染。

2. 佩戴浅色的文胸，以便溢液的颜色和质地发生变化，能够及早发现。

3. 及时到医院进行检查，乳腺科医生会判断乳头溢液是生理性还是病理性，是肿瘤还是非肿瘤，是良性病变还是乳腺癌，然后做出相对应的医疗干预决定。

当哺乳期
与乳腺炎不期而遇时

近期接待了好几位哺乳期患乳腺炎的年轻妈妈，她们第一句话问的几乎都是："以前我没有乳腺炎，为什么喂孩子后就得乳腺炎了？"对这几位妈妈问诊后，我发现是她们喂奶不当导致的乳腺炎。这一代年轻妈妈多是90后，很多人可能只管生不管养，对于如何照料宝宝不是很熟悉，比如什么样的喂奶姿势才是正确的。不正确的喂奶姿势不仅会让宝宝吃不好，也容易导致妈妈患乳腺炎。

医生解答

产后乳腺炎多表现为急性乳腺炎，其成因主要有喂奶方法或姿势不正确、睡觉时胸部受压使乳汁淤积在乳腺导致乳腺导管被堵塞、乳头皲裂以致乳腺感染细菌等。如果早期对乳腺炎不够重视，不仅会对新妈妈的乳房造成伤害，还会影响哺乳。

得了乳腺炎如何调理

1. 局部外敷。乳汁淤积的初期，局部冷敷能减轻疼痛、减少渗出，暂时减少乳汁分泌。通过这样处理，如果积乳排出，就可以继续正常哺乳。如果疼痛减轻，肿块仍不能完全清除，可以在24小时后进行热敷。

2. 排空乳汁和按摩。排空乳汁：通过让孩子吸吮、吸奶器抽吸、用手挤压等方式来排空乳汁。按摩：每次喂奶前，妈妈可以按摩乳房，促进乳汁排出。

3. 乳腺炎如有发热不适，应遵医嘱用药。医生会选择相对安全的药物，不影响妈妈哺乳。

4. 得了乳腺炎建议继续哺乳。因为停止哺乳有加重乳汁淤积的可能性，如果觉得乳房硬块疼痛、红肿并伴有发热，应及时就诊。

如何预防乳腺炎

1. 保持正确的喂养姿势很关键。

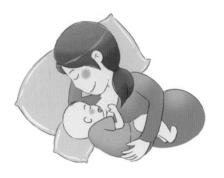

侧卧：妈妈侧卧在床，宝宝面对乳房。妈妈一侧手臂放在枕头上，另一只手轻轻搭在宝宝的臀部

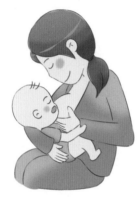

摇篮抱：妈妈坐直，前臂贴宝宝的后背，并用手肘托住其头颈部，另一只手放乳房下呈"U"形支撑乳房喂奶

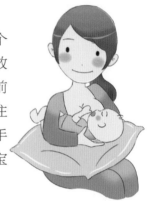

足球抱：妈妈腿部垫个垫子，将宝宝放在垫子上，用前臂和手掌托住宝宝，另一只手将乳头送到宝宝嘴里

2. 养成定时哺乳的习惯，不让宝宝含着乳头睡觉。哺乳时让宝宝吃空一侧乳房再吃另一侧，下次喂奶时换先后顺序，以防乳汁淤积。若宝宝只吃一侧就饱了，就要把另一侧的乳汁挤掉，以防形成硬结。

3. 睡觉时应注意姿势。新妈妈宜侧卧睡与仰躺睡交替进行，忌趴着睡，以免因挤压乳房引起乳汁淤积造成急性乳腺炎。

4. 注意乳房的清洁与卫生。喂宝宝前后用清水擦洗乳房及周围肌肤，再用洁净的毛巾将乳头擦拭干净。

5. 产后催奶不宜过急。产后营养补充应从少量开始，以免因新生儿吸吮能力弱，奶水过度分泌造成奶胀结块。

6. 饮食宜清淡而富于营养。宜多吃具有清热作用的蔬果，如番茄、丝瓜、黄瓜、梨等。另外，可多吃些海带，海带具有软坚散结的作用。

7. 保持心情舒畅。分娩后妈妈体内激素下降，容易产生疲劳感和压力感，心情抑郁也容易导致乳腺炎。

乳腺癌也没那么可怕

乳腺癌是女性常见的恶性肿瘤。有的人一查出患了乳腺癌，先吓掉半条命，在整个治疗过程中也都郁郁寡欢。但其实乳腺癌并没有那么可怕，得了乳腺癌也并不等于判了死刑，有好多实例都是很好的证明。

有一位患者5年前患了乳腺癌。她是在单位每年体检时发现的，因为发现及时，属于早期乳腺癌。手术后她每年都会定期检查，恢复得也很好，5年都没有复发的迹象，如今孩子都上初中了，她也有信心陪伴孩子成家立业。5年是乳腺癌的一个门槛，如果术后5年不复发，再复发的概率就很小了。

医生解答

其实，乳腺癌是治疗效果较好的一种肿瘤，因为它长在体表，比较容易在早期的时候发现。

早期乳腺癌的治愈率非常高，所以要学会自检，早发现、早治疗。乳腺癌早期的表现有以下几种。

1. 肿块。多数肿块在女性的外上象限，其次在内上象限及乳头乳晕区，而下方区域则较少出现肿块（象限见23页）。

2. 疼痛。乳腺癌会出现乳房疼痛，但并不意味着只要是乳房疼痛就一定患有乳腺癌。如果出现自己不能辨别的疼痛，最好去医院检查一下。

3. 乳房皮肤变化。乳腺组织被位于皮下的浅筋膜所包绕，有可能牵拉体表皮肤，使局部皮肤凹陷，被称为"酒窝征"。

另外，在日常饮食中要注意均衡膳食，减少患乳腺癌的概率，多吃蔬果、大豆、坚果、牛奶及奶制品。

乳房有问题，
同时要小心子宫和卵巢

女性朋友之间探讨女性健康问题时，乳房、卵巢、子宫是热门话题，三者健康说明体内激素平衡，如果能一直保持这种平衡的状态，有助于延缓衰老。

有姐妹会问了："这其中哪个是重点保护对象呢？"哪个都重要，因为它们站在一个天平上，只要有一个失衡，就会牵动另外两个，相互关照才是最重要的。

医生解答

乳房、子宫和卵巢，虽然各有各的功能，但它们相互影响、相互制约。如果卵巢得了病，乳房、子宫也可能出现病症。一个人同时患有乳腺增生、子宫肌瘤、卵巢囊肿的情况很多，尤其是35岁后的女性，更要警惕子宫内膜癌、卵巢癌、乳腺癌的前兆。可以说，乳腺疾病只是一个信号，如果忽视了它，身体可能会给你一系列的回击。

乳房、子宫、卵巢的病变可能有两种原因：一是基因问题，二是雌激素失衡。如果雌激素水平一直居高不下，就会引发一系列病变；如果雌激素水平过低，又会导致闭经、更年期提前等。

如果把女人看作一棵树，那乳房就是枝叶、子宫就是果实、卵巢就是根，三者都健康才能长成枝繁叶茂、硕果累累的大树。

养好乳房、子宫和卵巢才会让女人健康美丽，才能安心地孕育健康聪明的宝宝。

从选择文胸到保养文胸，让双乳更坚挺

🌸 如何测量胸围

上胸围以乳头为基准点测量乳房最丰满的一周；下胸围是乳房底部的周长。

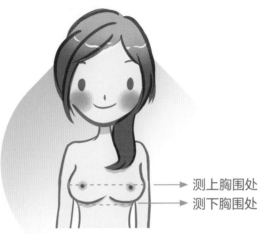

测上胸围处
测下胸围处

🌸 选择和穿戴文胸应注意什么

1. 选择尺寸合适的文胸。

2. 选择纯棉或丝绸类的浅色文胸。

3. 文胸最多穿一年半。

4. 减少穿戴隐形文胸和乳贴的次数。

🌸 文胸不合适的表现

1. 身体前倾，看乳房是否有移动，如果乳房在罩杯内移动说明不合适。

2. 站直双手向上举，如果背钩跟着向上移动，说明不合适。

3. 文胸紧紧挤压乳房，使部分乳房露出，并且在皮肤上留下穿过的痕迹且半小时后都不能消失，说明不合适。

4. 肩带经常滑落、胸部皮肤出现过敏、罩杯中心紧贴乳头、罩杯起皱等说明不合适。

如何选好罩杯

1/2罩杯:

适合乳房娇小的女性。

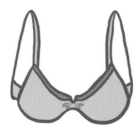

3/4罩杯:

适合乳房底围较大, 肋侧多肉的女性。其特点是包容、聚拢效果好。

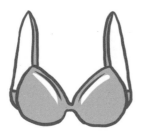

全罩杯:

适合乳房特别丰满又下垂的女性。其将乳房整个包在罩杯内, 撑托力好。

 Tips 不同年龄阶段女性, 挑选文胸侧重点不同

一般女性: 选择较舒适、合适的款式。
孕妇: 选择宽肩带、松紧自如的文胸。
乳母: 可以选择专门的哺乳式文胸。还可考虑选择对产后的体型变化有修正功能的文胸。

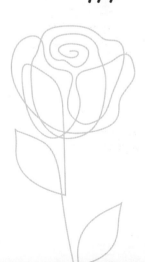

PART 3

吃出健康乳房与自信

乳房的健康和美丽，除了先天遗传因素外，后天的营养补充也很重要。乳房的坚挺程度和弹性会随着年龄的增长发生改变，但是科学饮食可以保持乳房健康。

养护乳房的营养素

蛋白质

蛋白质是人体的重要组成物质。适当摄取优质蛋白不仅可以使乳房皮肤光滑细腻，还能使乳房丰满、挺拔。谷类、大豆及其制品、瘦肉、鱼虾、蛋类、牛奶及奶制品等都是很好的食物来源。

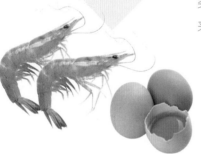

叶酸

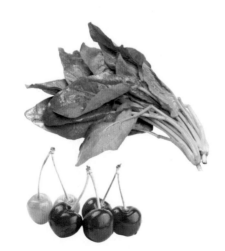

叶酸是B族维生素的一种，可以降低患乳腺癌的风险。叶酸主要存在于深绿色蔬菜、豆类、水果、动物肝脏中。

维生素A

维生素A对细胞增殖和分化的调控有重要作用，可助力胸部发育。维生素A的主要来源是动物肝脏、猪肉、牛肉、羊肉、鸡蛋黄等。

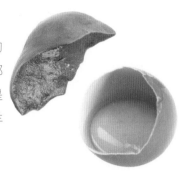

维生素E

铬

维生素C

维生素E可以促进乳腺发育，坚果类、蛋奶类、谷物类等都是良好的维生素E食物来源。

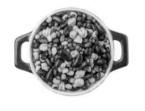

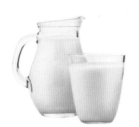

铬能促进蛋白质合成，助力乳房的生长发育。铬可以从肉类、玉米、胡萝卜、苹果等中获取。

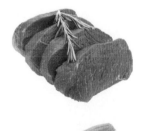

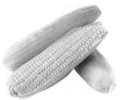

维生素C可以帮助清除体内自由基，达到抗衰老效果，也是蛋白质合成必不可少的辅助物质。维生素C主要存在于新鲜蔬果中，如橙子、西瓜、柠檬、番茄等。因其不能在体内合成，所以必须通过食物获得。

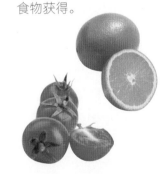

危害乳房的饮食元凶

烧烤肉类

高温烧烤（直接与火接触）后会产生一种叫作"杂环胺"的成分，其会促进癌细胞形成。

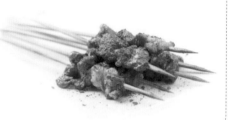

油炸食品

油炸食品中的焦脆部分含有苯并芘，会增加乳腺癌、卵巢癌、子宫癌的发病率。

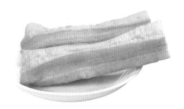

肥肉

过多食用肥肉会让胆固醇超标，刺激人体分泌更多的激素，易引起乳房结节，增加患乳腺癌的概率。

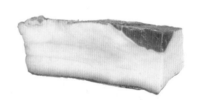

刺激性饮料

咖啡、可乐等刺激性饮料含有较多的咖啡因，会加重乳房肿胀感，危害乳房健康。

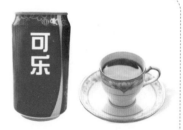

小米　滋阴补肾

小米性凉，味咸，归肾、脾、胃经，富含维生素B_1、维生素B_2、维生素E、蛋白质、烟酸、磷、钾等营养物质。《滇南本草》记载小米可以"滋阴、养肾气、健脾胃、暖中"，平时多吃小米粥能滋阴补肾，有助于丰满乳房，还能让皮肤细腻、吹弹可破。

小米粥表面漂浮的一层形如油膏的黏稠物被称为"米油"，可调养虚寒体质。孕妇生产后，也可用小米粥滋补身体。

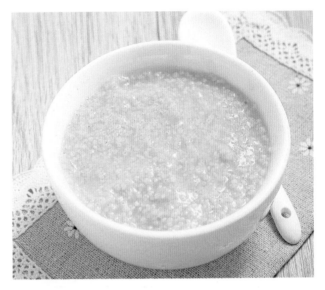

小米粥

材料　小米100克。

做法

1 小米淘洗干净。
2 锅置火上，倒入适量清水烧开，放小米大火煮沸，转小火，不停搅拌，煮至小米开花即可。

更多功效

民间常说"小米粥最养人"，小米富含B族维生素，可健脾胃，还有滋阴养血的功效。

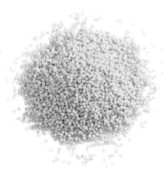

巧变化 养生美味

红枣含有维生素C和铁，可补气养血、美容抗衰；红豆富含膳食纤维，可排毒养颜。红枣、红豆搭配小米煮粥，可滋阴养血，由内而外抵抗衰老，让乳房保持年轻。

山药

有助于调节内分泌

山药性平，味甘，归肺、脾、肾经，《本草纲目》记载山药"益肾气、健脾胃、止泻痢、化痰涎、润皮毛"。山药中富含黏蛋白、淀粉酶、游离氨基酸和多酚氧化酶等物质，有助于调节内分泌和激素平衡。

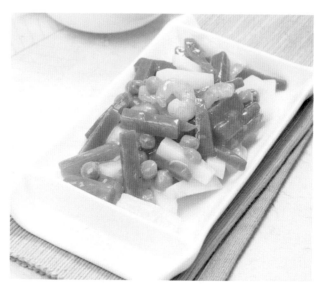

温馨叮咛 ● ● ●

山药黏液中含有皂苷类成分，沾到手上会导致手奇痒无比。这里分享两个小窍门：一是戴手套；二是将山药放入加了醋的沸水中焯烫30秒捞出再削皮。

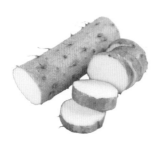

山药五彩虾仁

材料 山药200克，虾仁100克，豌豆、胡萝卜各50克。

调料 盐、料酒、胡椒粉各适量。

做法

1 山药、胡萝卜洗净，去皮，切条，放入沸水中焯烫后捞出凉凉；虾仁洗净，用料酒腌20分钟；豌豆洗净。

2 油锅烧热，放入山药条、胡萝卜条、虾仁、豌豆同炒至熟，加入盐、胡椒粉调味即可。

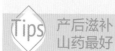
Tips 产后滋补 山药最好

白色食物多养肺，食用山药可以增益肺气，使皮肤白皙、细腻。山药还可以扶正脾胃之气，尤其对产后调养、体质虚弱的人群有很好的滋补作用。

红薯

补脾虚，调气血

红薯性平，味甘，归脾、肾经，有"补虚乏，益气力，健脾胃，强肾阳"的功效。乳房下垂多与脾虚、气力不足有关，所以可以适当多吃些红薯。

红薯的营养价值很丰富，列位于世界卫生组织推出的健康食品榜单中。红薯含有丰富的胡萝卜素，能消除自由基，调节人体免疫力；还含有膳食纤维，对预防结直肠癌和乳腺癌有益。

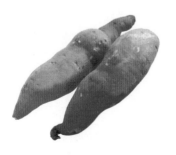

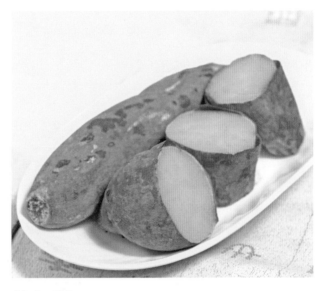

烤红薯

材料 红薯2个。

做法

1 红薯洗净，用叉子扎几个孔。
2 用锡纸将红薯包好，放入烤箱烤1小时左右。
3 打开锡纸，重新放入烤箱，再烤5~10分钟，表皮鼓胀并发焦、溢出香味，立即关火，在烤箱中闷一会儿即可。

其他功效

健脾和胃，补虚养身，适合胃病患者和病后体虚者食用。

温馨叮咛 ● ● ●

胃溃疡患者、胃酸过多者及容易胀气的人要少吃红薯。

芋头 健脾益气

芋头性平，味甘、辛，归脾、胃经，具有消肿散结、祛风止痒的功效，经常吃芋头对缓解乳房疼痛有不错的效果。芋头含有黏蛋白，可增强皮肤弹性，而且氟的含量较高，具有清洁和保护牙齿、预防龋齿的作用。

烹饪芋头的最好方法是蒸、煮，这样既能最大限度地保存芋头的营养，又易于消化吸收。

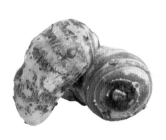

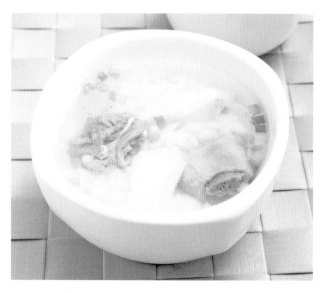

芋头猪骨粥

材料 芋头150克，猪骨200克，大米100克。

调料 葱花、盐各适量。

做法

1 芋头洗净，去皮，切块；猪骨洗净，剁成小块；大米淘洗干净。

2 先煮骨头浓汤，滤去骨渣，加入大米、芋头块，再熬煮成粥，加盐略煮，撒上葱花即可。

其他功效

芋头含有一种黏蛋白，被人体吸收后能产生免疫球蛋白，调节人体的免疫。

温馨叮咛 ● ● ●

新鲜的芋头一般比较硬，带着一点湿气。挑选时要拨开皮毛看看，不要买有腐烂发霉、斑点、硬化等痕迹的芋头。

玉米 排毒丰胸的"卫士"

玉米性平，味甘，归胃、大肠经，富含硒、维生素E、胡萝卜素等营养素，具有健胃消食、丰胸美容的作用。

玉米富含膳食纤维，能刺激肠道蠕动，加速粪便排泄，降低肠道内毒素的浓度。除此之外，玉米须还有增加胆汁分泌，促进胆汁排泄的作用。

温馨叮咛 ◆◆◆

玉米的胚尖营养丰富，食用玉米时应把胚尖全部吃掉。

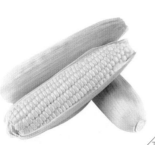

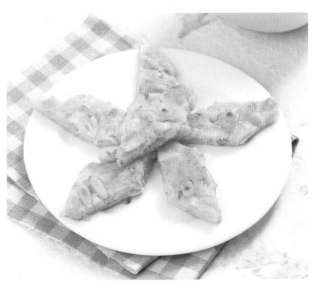

松仁玉米虾仁蛋饼

材料 松子仁40克，熟玉米粒100克，虾仁75克，鸡蛋2个，面粉250克。

调料 盐适量。

做法

1 鸡蛋磕开，打散；虾仁切成丁；将松子仁、玉米粒、虾仁丁、面粉、盐、蛋液混合，加适量水搅成糊。

2 电饼铛放油烧热，舀入松仁玉米糊摊匀，煎至两面熟，切菱形块即可。

养生美味 巧变化

木瓜玉米糊也是一款很好的丰胸粥品。木瓜去皮、子后切块，和玉米面一起熬煮成糊，加蜂蜜调味即可。

黄豆　调节雌激素分泌

黄豆性平,味甘,归脾、大肠经,富含优质蛋白、大豆异黄酮、卵磷脂、钙等营养物质。黄豆中所含的"植物雌激素"有助于调节女性体内雌激素的分泌,对保持乳房健康、延缓乳房衰老有益。

黄豆富含B族维生素、维生素E及硒,能起到抗衰老的作用。

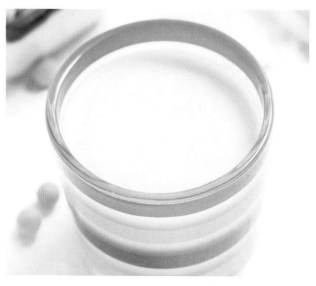

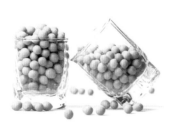

豆浆

材料　黄豆60克。
调料　白糖适量。
做法

1 黄豆用清水浸泡10~12小时,洗净。
2 把浸泡好的黄豆倒入豆浆机中,加水至上下水位线之间,煮至豆浆机提示豆浆做好,过滤后依个人口味加白糖调味即可。

巧变化·养生美味

黄豆猪蹄丰胸汤,补血通乳效果好。
做法:用温水将黄豆泡开,猪蹄治净后剁块,开水焯透。砂锅中放适量水,加葱、姜、大料,水开后放入黄豆和猪蹄,小火炖烂,加盐调味即可。

红豆　助力消炎、通乳

红豆性平，味甘、酸，归心、小肠经。红豆富含叶酸和钾，能催乳，还能利水除湿。红豆属于红色食物，可养心、除心火、补心血。

温馨叮咛 ● ● ●

红豆中的物质遇铁后会变黑，因此不宜用铁锅烹饪。

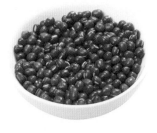

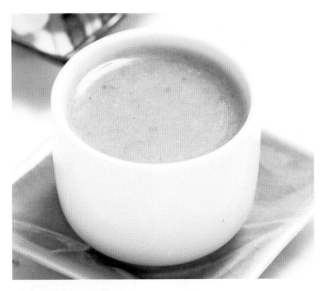

红豆薏米糊

材料 薏米50克，大米、红豆各20克。

调料 冰糖适量。

做法

1 大米、薏米、红豆淘洗干净，分别用清水浸泡5~6小时。

2 将大米、薏米、红豆倒入豆浆机中，加水至上下水位线之间，煮至

豆浆机提示米糊做好，加入冰糖搅至化开即可。

其他功效

红豆还可用于跌打损伤、瘀血肿痛，还能解酒。

 养生美味 巧变化　红豆与红枣搭配煮汁或者熬粥，给产妇食用，不仅可以催乳，还有补血的功效。

53

花生 丰胸、防衰老

花生性平，味甘，归脾、肺经，具有理气通乳、健脾和胃等功效。花生富含维生素E，可以刺激雌激素分泌，促进卵巢和乳腺的发育，让乳房更丰满。

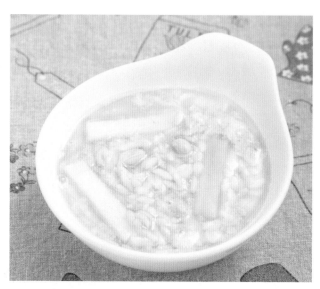

温馨叮咛 ● ● ●

花生以炖煮食用最佳，不但容易消化，还能避免花生的营养成分在烹调过程中流失或受到破坏。

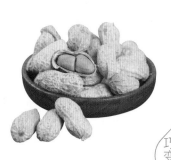

花生雪梨粥

材料 大米100克，花生仁50克，雪梨1个。

调料 冰糖适量。

做法

1 大米洗净，浸泡30分钟；雪梨洗净，去皮及核，切条。

2 将大米倒入锅中，加水、花生仁煮沸，煮至米烂粥稠，加梨条稍煮，加入适量冰糖即可。

更多功效

花生红衣中富含维生素K，可止血，对多种出血性疾病和因出血引起的贫血都有一定辅助作用。

养生美味 巧变化
花生搭配核桃仁、松仁、黑芝麻打成糊，每天吃一碗，有助于调理脾胃、生化气血。

大白菜 有助于保护乳房健康

大白菜性平，味甘，归胃、大肠经，含有微量元素硒，能抑制人体对亚硝胺的吸收，有助于预防乳腺癌。

大白菜可以说是我们的"国民菜"，常见又便宜，而且烹饪简单。

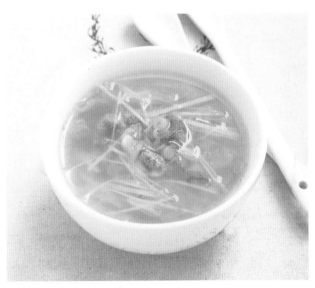

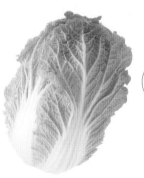

海米大白菜汤

材料 大白菜心200克，水发海米50克，白萝卜20克。

调料 高汤、姜丝、香油、盐、葱花各适量。

做法

1 大白菜心洗净，切条；白萝卜洗净，切丝；大白菜条、白萝卜丝分别焯烫捞出。

2 在炒锅里加入高汤、盐、水发海米，烧至汤沸后，撇掉浮沫，放入大白菜条、白萝卜丝、葱花、姜丝，煮熟后淋上香油即可。

养生美味 巧变化

大白菜、苹果、柠檬等新鲜的蔬果是维生素C的主要来源，有助于调节免疫力，抗衰老，保护乳房健康，还能美容瘦身。

做法：将食材都洗净，苹果去核，一同放入榨汁机中，加入适量水搅打成汁后倒入杯中，加入蜂蜜调匀即可。

番茄 利尿消肿，抗氧化

番茄性微寒，味甘、酸，归肝、脾、胃经，含有番茄红素、维生素C、胡萝卜素、烟酸等，有抗氧化、防衰老、调节人体免疫力、排毒等作用，有助于守护乳房健康，预防乳腺疾病。

番茄生吃、熟吃营养都很丰富，生吃可使人体更好地吸收维生素C，熟吃可更好地吸收番茄红素，因为番茄红素是脂溶性的，经油炒或煮后能更好地被吸收利用。

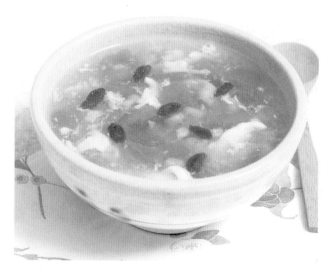

番茄枸杞玉米羹

材料 玉米粒100克，番茄150克，枸杞子10克，鸡蛋1个。

调料 盐、香油、水淀粉各适量。

做法

1 番茄洗净，去蒂切块；枸杞子、玉米粒洗净；取蛋清打匀。

2 清水烧开，倒入玉米粒煮开，放入番茄块、枸杞子煮沸，用水淀粉勾芡，加入鸡蛋清搅匀，加盐，淋入香油即可。

更多功效

番茄含苹果酸、柠檬酸等，能增加胃酸浓度，调节胃肠功能；其含有的膳食纤维则可防治便秘。常吃番茄，有祛斑、抗衰老、美肤，排毒养颜的作用。

温馨叮咛 ● ● ●

脾胃虚寒和经期女性不宜生吃番茄；未成熟的青色番茄不建议食用。

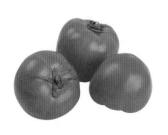

莴笋　保持皮肤滋润光滑

莴笋性凉，味甘、苦，归肠、胃经，含有丰富的B族维生素、胡萝卜素、维生素C以及钾、钠等营养素，有助于调养气血，促进乳房的营养吸收，使皮肤光滑有弹性。

此外，莴笋中含有一种芳香烃羟化酯，能分解食物中的致癌物亚硝胺，防止癌细胞的形成，预防乳腺癌。

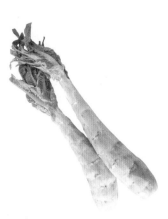

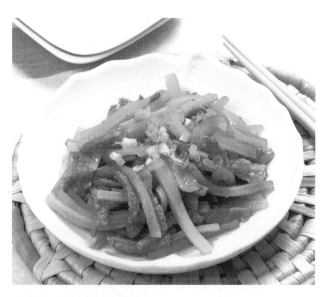

莴笋炒牛肉丝

材料　莴笋300克，牛肉200克。

调料　蒜末、葱花、生抽、料酒、盐各适量。

做法

1 莴笋去皮，洗净，切丝；牛肉洗净，切丝，用生抽和料酒腌10分钟。

2 油烧热后，放蒜末、葱花爆香，加入牛肉丝，大火快炒至熟，盛出备用。

3 锅留底油，放入莴笋丝大火快炒，加牛肉丝翻炒均匀，加盐调味即可。

其他功效

莴笋的乳状浆液，可促进胃液、消化液的分泌，增进食欲。

木瓜　舒筋活络

中医认为，木瓜性温味酸，入肝、脾经，可和胃化湿，有助于脾胃的运化，脾胃好了，气血足，再加上木瓜有舒筋活络的作用，有助于丰胸。

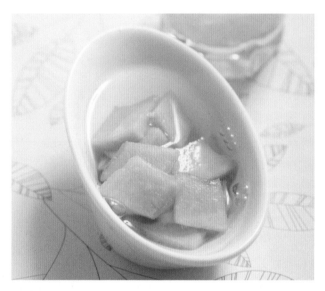

木瓜汤

材料　木瓜150克。

做法

1. 木瓜洗净，去皮除子，切片。
2. 将木瓜片和适量清水放入锅中，煮10分钟即可。

其他功效

木瓜主治风湿痹痛，筋脉拘挛，脚气肿痛，以及吐泻转筋等，还对消化不良有调理作用。

中医养生方

◆ 产后缺乳

取木瓜300克，鲫鱼400克。将木瓜洗净，去皮除子，切块；鲫鱼治净；二者一起放锅中，加清水、葱段、姜片、料酒、盐炖熟即可。

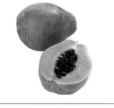

温馨叮咛 ● ● ●

木瓜含有木瓜碱，每次食量不宜过多，宜控制在200克以内。胃酸过多者应慎食木瓜。

桂圆　补气养血

桂圆又叫龙眼，性温，味甘，归心、脾经，能补血养气、安心宁神。搭配红枣、红糖煮成甜汤，可增益补气养血的功效。女性常饮，有助于美容养颜、美胸。

此外，桂圆还可提供热量、补充营养，促进血红蛋白再生，辅助调理女性更年期心悸、心慌、失眠、健忘等症状。

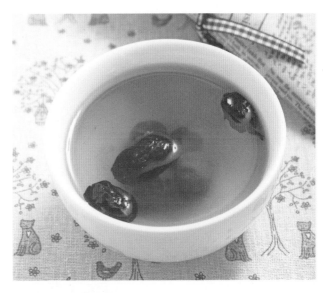

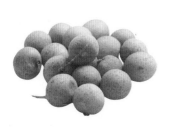

桂圆红枣汤

材料 桂圆肉8颗，红枣6颗。

调料 红糖适量。

做法

1 红枣洗净，去核。

2 将桂圆肉、红枣一起放入锅中加水，煮沸后小火慢熬至桂圆肉膨胀，加红糖稍煮1分钟即可。

养生美味 巧变化

女人常喝桂圆莲子粥不仅有利于乳房健康，还能润肤美颜。

做法：将60克糯米，30克莲子，10颗红枣加水煮沸至莲子熟透，再加入30克桂圆肉熬煮成粥即可。可以根据个人口味加红糖调味。

牛油果 有助于增强乳房弹性

牛油果性凉，味甘，归肝、肺、大肠经，有"森林奶油"的美誉，富含多种维生素、多不饱和脂肪酸、钾、镁、钙等营养素。其中的不饱和脂肪酸能增加乳腺组织弹性，还可促进女性雌激素分泌，防止乳房变形。

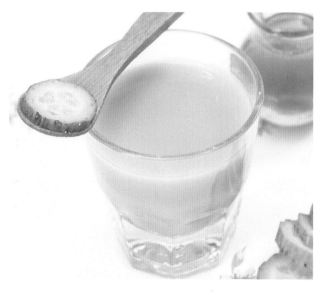

温馨叮咛 ◆ ◆ ◆

牛油果通常生食，不常用来烹制。

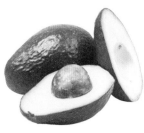

黄瓜牛油果汁

材料 牛油果150克，黄瓜半根，牛奶250克，核桃仁适量。

调料 蜂蜜适量。

做法

1 牛油果去核，挖出果肉；黄瓜洗净切片。

2 牛油果肉、黄瓜片加牛奶、核桃仁，一起放入榨汁机中搅打成汁，根据个人口味加蜂蜜调味即可。

养生美味 巧变化

将牛油果和一些果蔬搭配做成沙拉，不仅有助于乳房健康，还有美容养颜的功效。

做法：挖出牛油果果肉，和草莓、番茄等一起切小块，加些撕片的生菜，调入原味酸奶即可。不建议用沙拉酱，以免热量过高。

樱桃 促进乳房健康

樱桃性温，味甘，归脾、肝经，富含胡萝卜素、B族维生素、维生素C、钾、镁、铁等营养素，有助于乳房健康。

樱桃还是很好的美容食品，适当常吃可养颜驻容，使皮肤红润嫩白，祛皱消斑。

温馨叮咛 ●●●

有溃疡症状者、上火者慎食；糖尿病患者少食。

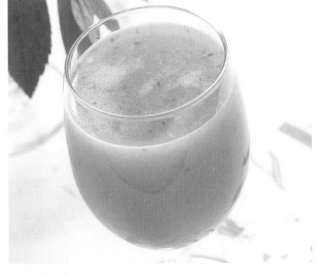

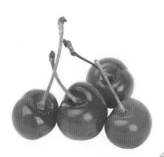

樱桃汁

材料 樱桃200克。

做法

1 樱桃洗净，去梗，对切开，去核。
2 樱桃放入果汁机中，加入适量饮用水搅打即可。

其他功效

樱桃含有铁、钾、果胶等营养素，有养血、消肿的作用。

养生美味 巧变化

樱桃搭配百合做成甜汤，不仅能促进乳房健康，还有润肺养颜的功效。

做法：锅中放水，加适量冰糖，放入干桂圆，煮5分钟，倒入洗净的樱桃和百合，煮3分钟即可。

蒲公英

对调理乳腺炎有益

蒲公英性寒，味甘、微苦，归肝、胃经。《本草纲目》记载，蒲公英有清热解毒、消肿散结及催乳等作用，对治疗乳腺炎有效。

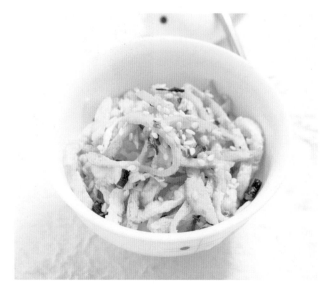

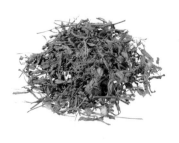

蛋丝蒲公英

材料 鲜蒲公英300克，鸡蛋1个，白芝麻适量。

调料 盐、生抽、醋各适量。

做法

1 将蛋清和蛋黄分开，分别加盐搅匀，摊成蛋皮后切丝。

2 蒲公英择洗干净，焯水，沥干水分，连同蛋皮丝一起放入碗中，加生抽和醋搅拌均匀，撒上白芝麻即可。

其他功效

蒲公英的叶子有消炎作用，还有助于皮肤的控油、镇静。

枸杞子　养血，调气

枸杞子性平，味甘，归肝、肾经，具有补肾益精，养肝明目的功效。用枸杞子做药膳，乳房能得到充足的气血滋养，有助于维持乳房的健康。除此之外，枸杞子还有调节人体免疫力、美容养颜、改善皮肤弹性等作用。

温馨叮咛 ● ● ●

选购枸杞子要一看、二闻、三尝。一看色泽，要选略带紫色的；二闻气味，没有异味和刺激的气味就可以选择；三尝味道，如口感甜润，无苦味、涩味，则为正品。

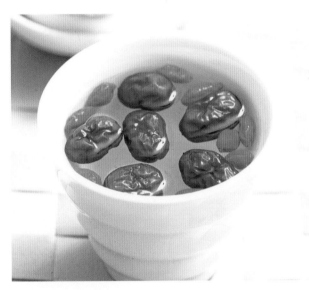

红枣枸杞茶

材料　红枣30克，枸杞子15克。

调料　冰糖适量。

做法

1 所有材料洗干净。
2 锅内加水放入红枣、枸杞子煮沸，加冰糖焖5分钟即可。

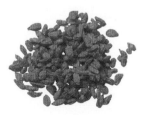

养生美味 巧变化

将枸杞子20克、红枣8颗、鸡蛋2个，一同放入锅中煮，待鸡蛋煮熟后剥壳，再煮片刻做成枸杞红枣煲鸡蛋，吃蛋喝汤，补气养血。

好用的本草养胸方

黄芪红枣茶

丰胸护子宫

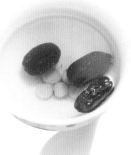

材料 黄芪5片，红枣3颗。
做法 用沸水冲泡，凉温时饮用。

益母草煮鸡蛋

为子宫、乳腺排毒

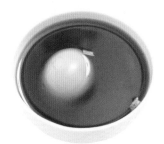

材料 益母草20克，鸡蛋1个，红糖适量。

做法

1 将益母草与鸡蛋一起放入水中煮。
2 待鸡蛋刚熟时剥壳，加红糖稍煮片刻，吃蛋喝汤。

梅花粥

急性乳腺炎的妙方

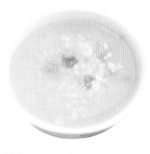

材料 干梅花5克，大米80克。

做法

1 大米洗净煮熟。
2 梅花用清水洗掉灰尘，粥熬熟的时候加入其中，煮2~3沸即可。

注意：空腹温食，每日2次。

PART 4

5大特殊时期的乳房保健

青春期：
端正姿势、营养均衡最重要

青春期不仅是女性一生中的转折期，也是乳房发育变化最快的时期。乳房发育是青春萌动的信号，正确认识乳房、呵护好乳房是青春期需要学会的事情。

适当运动促进乳房发育

青春期，乳房在体内雌激素的影响下开始发育，除了乳腺导管发育外，还会集聚脂肪，使乳房逐渐隆起并富有弹性。此时适当地做扩胸运动、健美操、俯卧撑，可锻炼胸部肌肉，使乳房挺拔。另外，还可以适当对乳房进行按摩，增加其血液循环，促进乳房发育。

青春期女生乳房发育五阶段	
阶段一	乳头突出
阶段二	乳晕变大，乳房变成小丘状
阶段三	乳头、乳房继续发育
阶段四	乳晕、乳头开始隆起，乳房变成半球状
阶段五	乳房逐渐发育成熟且定形

加强营养让乳房发育得健康又圆润

乳房基本上是由脂肪组织构成的，如果发育期间节食减肥、偏食，会导致脂肪组织减少，影响乳房的丰满度。因此，为了乳房的良好发育，要均衡营养，适当食用一些脂肪含量丰富的食物，如肉、蛋、豆类等，增加乳房的脂肪含量。但也不要过量，否则会因为大量脂肪堆积引起乳房下垂，影响形体美。

青春期女生还要注意补充优质蛋白，维持乳房弹性。

桂圆红枣粥 补血养气

材料 糯米100克，桂圆肉20克，红枣
30克。

做法

1 糯米淘洗干净，用水浸泡4小时；桂圆
肉洗净；红枣洗净，去核。

2 锅内水烧开后加糯米、桂圆肉、红枣，
大火煮沸，再用小火熬煮成粥即可。

其他功效

红枣能促进血液循环，与桂圆、糯米搭
配，有补血养气的功效。

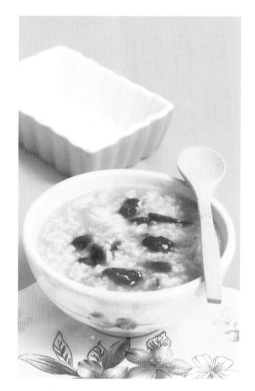

海带烧鲤鱼 为乳房补充营养

材料 鲤鱼500克，海带200克，花生
仁适量。

调料 葱段、姜片、盐、米酒各适量。

做法

1 海带洗净，切片，用沸水焯一下。

2 鲤鱼宰杀后清洗干净，下油锅煎至两
面呈金黄色。

3 将鲤鱼、海带片、花生仁、米酒、葱段、
姜片一起放入砂锅中，加适量清水，
焖煮至花生仁熟烂，加盐调味即可。

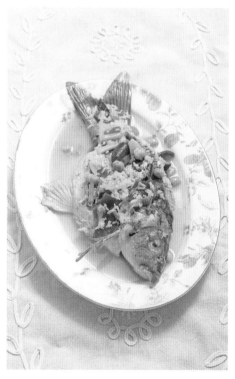

月经期：
顺应激素调节，保持好心情

　　月经是女性生命中的一个里程碑，从初潮开始便陪伴着女性走过大半生。当度过初潮的兴奋、惊喜、羞涩后，有些女性便不再认真对待习以为常的"好朋友"。实际上，月经期是一个特殊时期，这个过程伴随着身体上的许多变化，比如乳房胀痛及形态改变，所以经期的乳房保健很重要。

● 随着激素调节呵护乳房

　　随着女性体内的激素水平发生相应的变化，乳房也随之变化。月经前期，由于孕激素和雌激素水平的上升，乳房会变得结实，还有不同程度的痛感；月经后，随着激素水平的下降，乳房逐渐复原，之前的痛感也会随之消失。因此，经期乳房护理要配合激素的变化。

　　经期前乳房胀痛是生理现象，不用特别就医治疗，保持愉悦的心情，也可以喝点麦芽汤，其对经前乳房疼痛有较好的缓解效果。中医认为，经前乳房胀痛多是因为肝气郁结，而麦芽有疏肝解郁的效果。麦芽汤做法：200克生麦芽加300克水，大火煮沸后小火煮20分钟，经前3天连续服用即可。

● 掌握最佳的丰胸时间

　　激素从月经开始就扮演着丰胸的重要角色。研究表明，从月经来的那天算起，第11、12、13天，是雌激素分泌的旺盛期，也是丰胸的最佳时期，可通过补充营养、运动等方式进行丰胸。

核桃仁豆腐羹 丰胸效果好

材料 核桃仁50克，豆腐300克。

调料 高汤、盐、水淀粉各适量。

做法

1 核桃仁小火炒干，碾碎。

2 豆腐切丁，加高汤炖15分钟起锅，撒上核桃碎，调入水淀粉搅拌均匀，加盐调味即可。

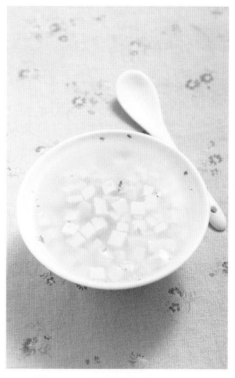

五豆粥 滋补佳品

材料 黑豆、红豆、黄豆、眉豆、绿豆各30克，糙米100克。

调料 红糖适量。

做法

1 所有食材洗净，豆类用清水浸泡4小时。

2 锅内加水连同泡好的豆类及糙米煮沸，再小火煮至豆烂米熟，加红糖调味即可。

其他功效

豆类富含优质蛋白、卵磷脂、铁等，是女性生理期的滋补佳品。

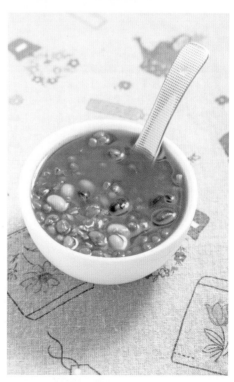

妊娠期：
根据乳房大小调整文胸罩杯

"十月怀胎，一朝分娩"，可以说妊娠期是女性一生的转折期，有了生命的延续。妊娠期的乳房保健更为重要，如果此时没有做好乳房保健，很容易发生哺乳期的急性乳腺炎，也会影响宝宝的健康。

● 选好妊娠期文胸

女人经过妊娠，乳房才算发育成熟，这一切都是在为迎接新生宝宝做准备。妊娠期乳房会逐渐增大，此时要及时选择妊娠期专用的文胸，不仅有助于预防乳房下垂，还有助于乳房健康。

孕期的文胸选择	
孕早期 （1~3个月）	此时乳房还没发生大的变化，只需要穿稍微宽松的文胸，觉得舒服就可以
孕中期 （4~7个月）	乳房明显变大，此时要开始穿戴孕妇专用文胸。乳房可能开始分泌乳汁，乳头会有少量白色乳汁。要选择能完全包住乳房、不挤压乳头，并能有效支撑乳房底部及侧边的文胸
孕晚期 （8~10个月）	乳房会继续加大，腹部则因妊娠而更突出。文胸在中期的基础上加大，并选用宽肩带的，以便有效拉托乳房；文胸最好有侧提，可以将乳房向内侧上方托起，防止外溢和下垂

● 保持乳头清洁，预防乳腺炎

到妊娠中后期的时候，乳房内容易出现乳汁积存，可能会引起乳腺炎，为了预防炎症，妊娠期一定要保持乳头清洁。每天用温水清洗乳房及乳头，擦干后在乳头上擦上护肤霜，要选孕妇专用的、纯天然的护肤霜，轻轻按摩，避免乳头皮肤干燥。如果发现乳房有红肿硬块，最好及时热敷。

豌豆苗拌核桃仁 增强抗病力

材料　豌豆苗250克，核桃仁100克。
调料　盐、白糖、醋、香油各适量。
做法
1 豌豆苗去根、洗净，用淡盐水浸泡。
2 取出豌豆苗，沥干，加核桃仁、盐、白糖、醋、香油拌匀即可。

其他功效
豌豆苗含有丰富的钙、B族维生素、维生素C和胡萝卜素，有助于调节孕妈妈的免疫功能，同时，核桃仁有利于促进胎宝宝神经系统发育。

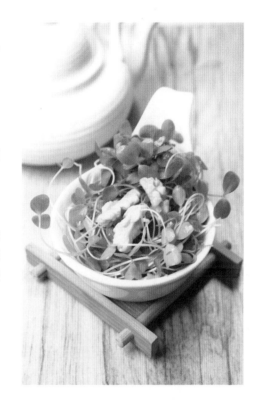

鲜虾芦笋 促进新陈代谢

材料　鲜虾200克，芦笋300克。
调料　姜片、盐、蚝油各适量。
做法
1 鲜虾洗净后抹干；芦笋洗净，去粗皮，切段，焯水沥干。
2 锅中倒油烧热，将鲜虾倒入锅内煎熟，捞起滤油；用锅中余油爆香姜片，加入鲜虾、芦笋，用盐、蚝油调味即可。

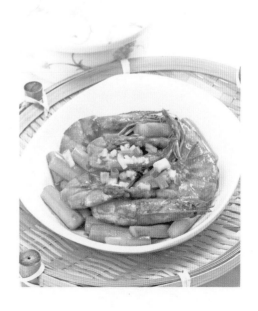

哺乳期：
母乳喂养，养宝宝也养乳房

母乳是宝宝最大的抗体来源

母乳中含有多种可增加新生儿免疫力的物质，可预防感染，减少患病。特别是初乳中含有多种抗体，这是任何代乳品没有的。母乳中的乳蛋白不同于牛奶的乳蛋白，对于过敏体质的新生儿，母乳喂养可以减少其因牛奶蛋白过敏所引起的腹泻、气喘、皮肤炎症等过敏反应。

另外，在母乳喂养过程中，妈妈对宝宝的抚摸、拥抱等接触都是对宝宝的良好刺激，不仅能促进母子感情，而且能使宝宝获得满足感和安全感，促进其心理和大脑的发育。

母乳喂养养护乳房

现在越来越多的女性坚持母乳喂养，不仅为宝宝的生长发育提供丰富的营养，也能使乳房变得更加丰满，减少患乳腺癌、卵巢癌的发病率。同时，母乳喂养时产生的激素可促进子宫收缩，能减少产后出血，帮助子宫修复。另外，与人工喂养相比，母乳喂养可消耗更多热量，有助于新妈妈更快地恢复体形。

保持产后罩杯有良策

在孕期不断升高的雌激素、孕激素的作用下，孕妈妈的乳房会增加1~2个罩杯。如果想要保持这个尺寸，母乳喂养的时候也不能放松对乳房的养护。

1. 不要用激素类药物迅速回奶，这样会造成乳房急速收缩，导致乳房萎缩、皮肤松弛。

2. 给宝宝断奶时，应先减少喂奶量，让乳汁分泌量逐渐减少，直至断奶。这样做可以防止迅速回奶造成的乳房萎缩。

红豆红枣豆浆 促进乳汁分泌

材料 黄豆40克, 红豆、红枣各20克。

调料 红糖适量。

做法

1 黄豆用清水浸泡10~12小时, 洗净; 红豆淘洗干净, 用清水浸泡4~6小时; 红枣洗净, 去核, 切碎。

2 将黄豆、红豆和红枣碎倒入豆浆机中, 加水至上下水位线之间, 煮至豆浆机提示豆浆做好, 加红糖搅拌至化即可。

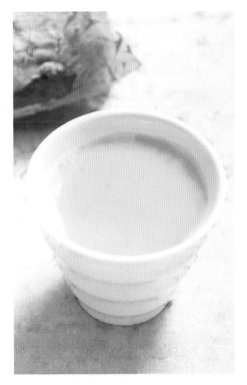

蒜蓉西蓝花 预防产后乳腺疾病

材料 西蓝花300克, 蒜蓉适量。

调料 盐适量。

做法

1 西蓝花洗净, 去硬根, 掰小朵, 用沸水焯一下。

2 油烧热, 将蒜蓉下锅爆香, 倒入西蓝花翻炒至熟, 加盐调味即可。

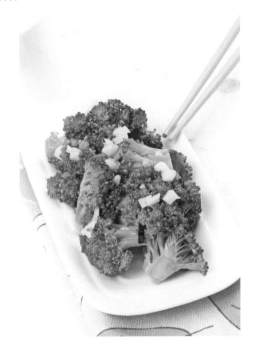

绝经期：
乳房保健关键期，谨防乳腺癌

当月经像大海退潮一样，渐渐退出女人的身体时，也预示着不可逆转的自然规律——衰老，乳房会随着卵巢功能下降、雌激素和孕激素分泌减少而变得萎缩、下垂。此时更不能忽视乳房保健，临床观察发现，45岁后是乳腺癌的高发年龄段。

● 把预防乳腺癌作为保健重点

中老年女性乳腺癌的发病率较高，所以应该坚持每半年进行一次乳房检查，平时多注意乳房的变化。如果出现乳房肿块、溢液等症状时，应予以高度重视。

中老年女性常常在不知不觉中患乳腺癌，因为其很少有疼痛感，如果脂肪较多，乳房中的小肿块也不容易被发现。所以，最好采用各种姿势进行检查，以免漏查。

● 好习惯、好心情赶走乳腺癌

虽然自然衰老不可抗拒，但是我们可以通过饮食、运动的调养延缓衰老的速度。从更年期迈向老年期的这个阶段，女性需要调节激素水平，除了合理膳食，还可以服用一些调节内分泌的补养品，平稳地度过这个阶段。

良好的生活习惯，应该从青年时期一直保持到老年时期，规律生活、体育锻炼，尽量保持不发胖的良好体形；不吸烟、不饮酒，少吃高脂肪的食物。除此之外，心理因素也很重要，俗话说"笑一笑十年少"，每天有个好心情，胜过吃任何补药。

萝卜炖牛腩 补虚益气

材料 牛腩400克, 白萝卜250克。

调料 料酒、酱油各5克, 葱末、姜片各10克, 盐2克, 大料2个, 胡椒粉适量。

做法

1 牛腩洗净, 切块, 焯烫, 捞出; 白萝卜洗净, 去皮, 切块。

2 砂锅置火上, 放入牛腩块、酱油、料酒、姜片、大料和适量清水, 大火烧沸后转小火炖2小时。

3 加入白胡萝卜块, 继续炖至熟烂, 加盐、胡椒粉调味, 撒上葱末即可。

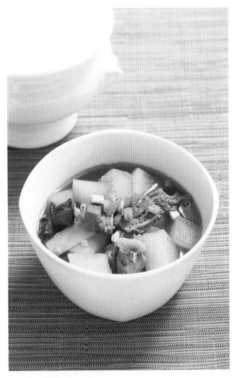

青木瓜炖鱼头 补充蛋白质

材料 青木瓜、青萝卜、鱼头各1个。

调料 盐适量。

做法

1 鱼头洗净, 剁成小块; 青木瓜洗净, 去皮除子, 切块; 青萝卜洗净, 切块。

2 油烧热后下鱼头煎至金黄, 沥干油。

3 另起锅, 放入鱼头、青木瓜块、青萝卜块, 加水没过食材, 大火煮开后小火炖至青萝卜熟透, 加盐调味即可。

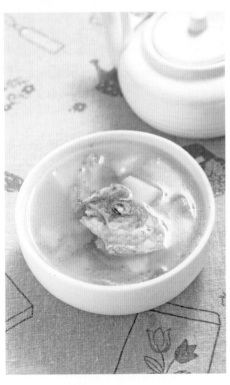

翡翠白玉汤 调节内分泌

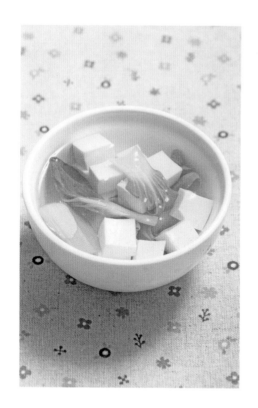

材料 豆腐、油菜各200克。

调料 盐、香油各适量。

做法

1 油菜取叶洗净；豆腐洗净，切块，下锅焯烫后捞起。

2 炒锅置大火上，倒入清水烧开后放入油菜和豆腐块，加盐调味，淋香油即可。

荸荠玉米老鸭汤 补充营养

材料 老鸭400克，荸荠100克，鲜玉米1根。

调料 葱花、姜片、香油、胡椒粉、盐各适量。

做法

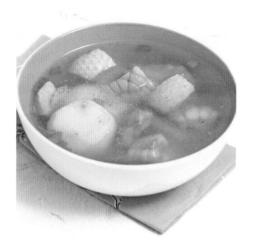

1 荸荠去皮，洗净；玉米洗净，剁成段；老鸭洗净，剁成块，入沸水焯去血水，捞出沥水。

2 砂锅置火上，加入适量清水烧开，放入老鸭块、姜片，大火煮沸后改小火煲1.5小时，放入玉米段、荸荠一同煲至熟，加盐、胡椒粉调味，撒上葱花，淋香油即可。

子宫篇

养好子宫，女人气色好

健康子宫长什么样

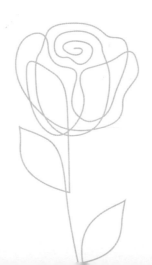

亲爱的子宫，你了解多少

　　子宫是女人有别于男人的独特器官，是孕育生命的摇篮，是深藏在女人身体中的私密花园。每个女人都知道子宫，却并不一定了解子宫。其实，女人的健康、容貌、身姿和皮肤都与子宫息息相关。

　　可以说，健康的子宫会滋养女人的一生，更会孕育健康的宝宝。

🌸 每个女人都应该知道子宫的样子

　　子宫在身体的最深处，骨盆的中央，上宽下窄，像一个倒着放的梨，由子宫底、子宫体、子宫峡部、子宫颈组成。

　　子宫上端两侧连通输卵管，下端连通阴道。子宫内壁从内向外分别由子宫内膜、肌层、浆膜层组成。子宫内膜又分三层，即致密层、海绵层、基底层，其中致密层和海绵层受卵巢分泌的性激素影响，会发生周期变化而脱落，形成月经。

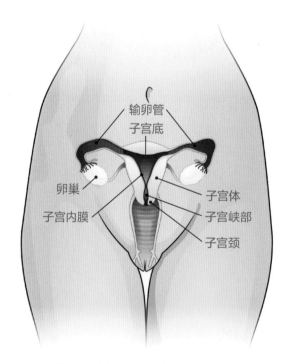

子宫像一个倒放的梨，位于骨盆的中央

子宫的大小有变化

子宫的大小并不是一成不变的，其受激素、分娩次数、年龄等因素的影响而变化，但这些变化应在正常范围。

新生儿时期的子宫长度只有2.5~3厘米。随着年龄增长，子宫逐渐发育成熟，成年未生育过的女性子宫长7~8厘米、宽4~5厘米、厚2~3厘米，宫腔的容量在5毫升左右。怀孕和生产后的子宫在激素和宫内压力的影响下会变大，宫腔的容量在孕足月时可达5000毫升或更多。生过宝宝的女性子宫比未生育过的女性子宫大，且生育次数多的女性子宫更大些。然而，随着女性年龄的增长，卵巢功能衰退，子宫体积会变小。

子宫的功能

生育功能： 每个人的生命都是从子宫开始的。子宫孕育新生命是完成人类繁殖、延续的重要步骤，也是一个女性从少女到母亲身份的转变。

月经功能： 月经周期性出现是女性健康的标志，同时也是女性新陈代谢的重要组成部分，具有促进女性造血系统的更新、排除体内毒素等作用。

维持盆底功能： 子宫位于盆腔中央，自身的韧带组织及神经结构参与并维持盆底正常的功能。

保护卵巢的功能： 卵巢位于子宫两侧，子宫为双侧卵巢提供血液以维持其正常生理功能。

调节内分泌功能： 子宫分泌许多激素，如前列腺素、催乳素、胰岛素样生长因子、松弛素、上皮生长因子等，这些激素参与女性的内分泌调节。

免疫功能： 子宫内膜会分泌多种细胞刺激因子，在参与全身的生理、病理过程中发挥着重要的作用。一旦失去了子宫，免疫功能会受到破坏，抵抗力将大大降低。

子宫健康的女人，
月经通常是这样的

　　太阳东升西落、月亮阴晴圆缺、大海潮起潮落……万事万物有各自的循环周期，子宫也是如此。子宫的周期是根据女人的月经周期计算而来的，28天是一个普遍数值。子宫的健康在于它是否能维持一个稳定的周期，并且规律地按照这个周期来变化。只要遵循一个稳定的周期，就不会有大问题。

　　月经，是脱落的子宫内膜组织和血液由阴道排出的现象。大多数女性的月经是很规律的，从来月经的第1天开始直至下次月经再来的总天数，即月经周期，正常的月经周期为21~35天，平均28天。

　　随着激素的变化，月经周期分为月经期、卵泡期、排卵日和黄体期四个阶段。

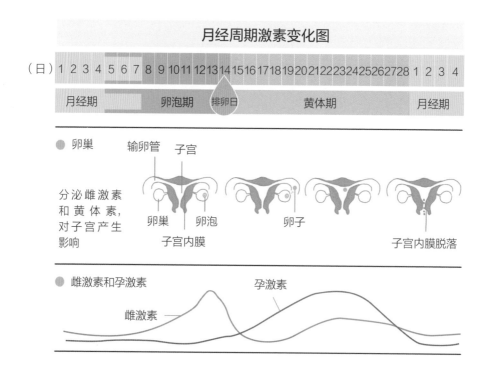

月经期

月经期从经血流出的第1天开始计算，约为7天。少于2天或超过8天属于不正常。总出血量为20~80毫升，超过80毫升为月经过多，属于不正常。

一般来说，第1天经血量不多；第2、第3天量增多，第4天以后逐渐减少，直到经血排净为止。

月经期，经血清洗子宫，将上一个周期累积的废物排出。随着经血的涌动，身体会感觉到疲劳、乏力，当经血生成和排出受阻时，就会出现痛经。在经期不要吃生冷、辛辣的食物，应多休息。

"月事"用品是子宫健康的防护线

	普通卫生巾	卫生棉条
位置	体外	体内
舒适度	容易摩擦皮肤，根据品牌不同有不同程度的闷热感，容易引起过敏瘙痒	放入体内后，感觉不到它的存在
方便度	尚可	利于行动
适应	很容易适应	需掌握正确放入位置，多练习

卫生巾正常用量是平均一天换四五次，每个周期不超过2包（以每包10片计）。假如用3包卫生巾还不够，而且差不多每片卫生巾都是浸透的，就属于经量过多。相反，每次月经1包都用不完，则属于经量过少。

Tips 规律的月经是这样的

正常的月经是规律的,从月经第1天开始直至下次月经再来的总天数,即月经周期,正常的月经周期在21~35天,平均28天。但是也有个别女性40天来一次月经,只要有规律性,均属于正常情况。另外,月经容易受多种因素影响,提前或错后3~5天也是正常现象。

• 月经期小档案 •

日SUN	一MON	二TUE	三WED	四THU	五FRI	六SAT
1	2	3	4	5	6	7
8	9	10	11	12	13	14
15	16	17	18	19	20	21
22	23	24	25	26	27	28

起止时间: 月经第1~7天

身体状况: 血液循环差、体温降低、抵抗力差、代谢缓慢

心理状况: 情绪低落

皮肤状况: 干燥、敏感

受孕可能性: 无

调养重点: 暖宫避寒、避免劳累

特别注意: 月经期身体会流失大量的铁,因此应多吃些补铁、补钙的食物,以免出现贫血

贴心叮咛: 多休息,饮食以清淡为主,适当吃点滋补的食物,以促进经血排净

🌑 卵泡期

月经来后第5~14天属于卵泡期。此期受促卵泡激素的影响，体内雌激素水平升高，卵泡逐渐成熟，子宫内膜增厚。卵泡成熟后排卵，没有成熟的则自行萎缩。

此时的子宫经过清理，变得充满生机，进入了一个积蓄能量的时期。这个阶段，女性会心情愉悦、光彩照人。

• 卵泡期小档案 •

日SUN	一MON	二TUE	三WED	四THU	五FRI	六SAT
1	2	3	4	5	6	7
8	9	10	11	12	13	14
15	16	17	18	19	20	21
22	23	24	25	26	27	28

起止时间：月经来后第5~14天

身体状况：处于最佳状态，身体轻盈

心理状况：心情愉悦、充满自信

皮肤状况：皮肤有光泽、有弹性，气色好

受孕可能性：逐渐提高

调养重点：应补血、补气；放松身心、适量运动、均衡饮食

特别注意：若同房，可能增加受孕机会

贴心叮咛：调整生活作息，不过度节食，饮食与运动双管齐下，达到补益与瘦身双兼顾的效果

🌸 排卵日

排卵日，就是卵子排出的那天。如果月经周期规律，排卵日应该在下次月经前的14天左右。

排卵可以说是女性身体的一次"盛典"，它会调动全身的资源来完成这件事，卵子排出后，体温会比平时高。中医认为，排卵后体温上升是气血活跃造成的，就像给宝宝营造了一个"温室"，古人常称这个时期为"氤氲之时"。

• 排卵日小档案 •

日SUN	一MON	二TUE	三WED	四THU	五FRI	六SAT
1	2	3	4	5	6	7
8	9	10	11	12	13	14
15	16	17	18	19	20	21
22	23	24	25	26	27	28

起止时间：下次月经前的14天左右

身体状况：处于较为活跃的状态

心理状况：情绪平稳

皮肤状况：慢慢进入皮肤不稳定的状态

受孕可能性：最高

调养重点：以行气活血补肾的方法促进卵子排出；排卵后仍然要多吃些补气补肾的食物，气足就能推动血行，使营养送达全身

特别注意：排卵日最容易受孕，无论是怀孕还是避孕，都要算准日子

贴心叮咛：女人养生的重点就是养子宫与卵巢，顺利排卵是子宫与卵巢健康的表现

🌸 黄体期

　　黄体期，一般为月经来后的第15~28天，是排卵后的阶段，排卵以后的卵泡腔形成黄体，黄体产生雌激素和孕激素。如果女性排卵后14天内没有受孕，黄体就会萎缩，雌激素、孕激素水平会加速下降，原本充血增厚的子宫内膜就会发生脱落，形成月经。

　　在这个阶段，由于排卵期时卵子没有受精，子宫汲取的各种养分没用上，需要慢慢代谢出去，这个时候就要把不需要的养分和代谢废物收集起来，等待新一轮的清理。很多女性在这个阶段会变得郁郁寡欢，不爱动，这其实是和身体周期息息相关的。

· 黄体期小档案 ·

日SUN	一MON	二TUE	三WED	四THU	五FRI	六SAT
1	2	3	4	5	6	7
8	9	10	11	12	13	14
15	16	17	18	19	20	21
22	23	24	25	26	27	28

起止时间: 月经来后的第15~28天

身体状况: 新陈代谢逐渐变差, 出现水肿、便秘等经前期综合征

心理状况: 情绪紧张、不稳定, 敏感焦躁

皮肤状况: 油腻、毛孔粗大, 易形成青春痘、黑斑

受孕可能性: 慢慢降低

调养重点: 要以平常心对待, 以控制食欲、消除水肿为原则

特别注意: 经前期综合征

贴心叮咛: 靠正确的饮食补气, 不要逞口腹之欲

白带无异常，做健康舒爽的女人

白带是从女性生殖器官分泌出来的黏液与渗出物混合而成的排出液体。健康状况下，白带量少、透明、微黏似蛋清样、无异味，它可以润滑阴道、抑制致病菌生长、帮助精子游动。

白带与雌激素相关，雌激素水平升高，白带也随之出现或增多，且白带的性状也随着不同时期而发生变化。

白带异常的症状			
异常表现	原因	症状	调理
豆渣样	真菌性阴道炎	豆渣样或凝乳样，伴随外阴瘙痒难忍	1. 遵医嘱治疗、服药 2. 不要过度清洁阴道 3. 穿棉质透气性好的内裤 4. 少吃刺激性食物 5. 性生活洁净 6. 夫妻同治
黄色泡沫样	滴虫性阴道炎	灰黄色，泡沫状，有腥臭味，伴有外阴瘙痒、灼热、疼痛、性交痛	
米汤样	细菌性阴道病	像米汤，稀稠，量多，无异味，有腥味	
血性	各种细菌性阴道炎、子宫肿瘤	黏稠或脓性黏液，带血或有性交出血，有时伴有腥臭	
赤带	思虑过度、生气	红色，铁锈色	

在月经周期，排卵期雌激素分泌旺盛，白带出现量多、透明呈蛋清样、拉丝的性状，外阴常会有湿润感，内裤上也会有一些分泌物；排卵期过后进入黄体期，此时孕激素分泌量增加，白带分泌量减少且变黏稠，呈白色，甚

至有些发黄; 到了月经前后, 盆底组织充血, 白带分泌量增加, 外阴又会出现潮湿感, 内裤上也会沾有白带。当女性处于新婚蜜月期, 由于频繁的性生活, 白带也分泌较多; 进入妊娠期的女性虽暂时停经, 但由于体内雌激素的作用, 加上血液供给比较丰富, 白带也会增多; 绝经后的女性, 卵巢功能衰退, 激素水平下降, 白带会减少甚至消失。

经常慢跑, 远离白带烦恼

每天早上起床后, 慢跑 30 分钟左右。经常这样运动可促进骨盆腔的血液循环, 有利于维护生殖系统的正常功能。

按揉阴陵泉穴, 温经止带

按摩阴陵泉穴有益肾调经、通经活络的作用, 对调理白带清稀有较好的效果。具体方法是: 用拇指指腹用力按揉阴陵泉穴 3~5 分钟, 以有酸胀感为度。

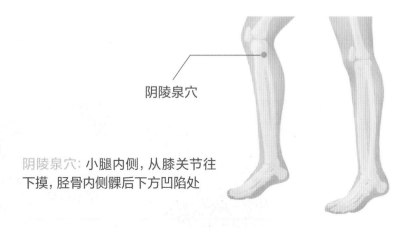

阴陵泉穴

阴陵泉穴: 小腿内侧, 从膝关节往下摸, 胫骨内侧髁后下方凹陷处

 白带异常饮食调理建议

1. 白带多的女性宜多进食清热解毒、利湿固涩的食物, 如莲子、白果 (银杏果)、薏米、绿豆、木耳、黄瓜、芹菜等。
2. 配餐宜以健脾补肾为主, 如黄芪粥、山药粥、白果粥等; 湿毒下注时应服一些利湿止带之品, 如土茯苓薏米粥、白果薏米粥等; 如白带清稀如水、阳气不足时, 应佐配附子、羊肉等。

老祖宗留下的"养宫"秘方

　　鹿胎性温，味甘、咸，益肾壮阳，补虚生精，调经养颜，是补精血、益肾阳、滋补调养、延缓衰老的佳品。

　　鹿胎膏常被用来治疗妇科病。女性内分泌紊乱、月经失调、气血不足、宫寒不孕、虚寒崩漏等，都可以食用鹿胎膏。另外，它还是优质的滋补品，在治疗五劳七伤、精血不足、腰膝酸软等症上也有不凡的功效。

　　鹿胎具有补气养血，温经散寒通络等功能，有助于修复受损子宫，调节免疫力，促进女性激素正常分泌，使子宫保持健康。

　　需要注意的是，孕妇不宜服用，因其含具有活血效果的红花、益母草；心脏病、高血压和糖尿病患者也不宜服用，因为补气活血的鹿胎膏会增加身体的负担。

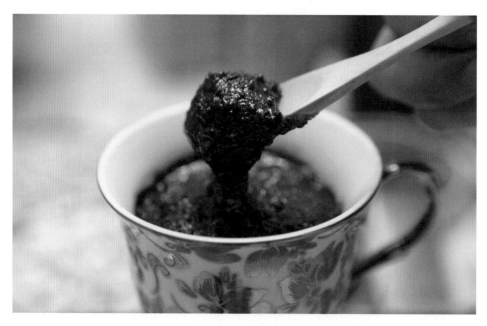

古代宫廷中皇后、嫔妃、格格们常用鹿胎膏以祛斑、滋补养颜

PART **2**

子宫之殇，请说『不』

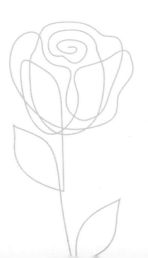

痛经，都是气血失调惹的祸

中医认为，子宫的气血运行不畅（"不通则痛"），或子宫失于气血濡养（"不荣则痛"），是痛经发作的原因。常见的痛经类型有气血虚弱、气滞血瘀、寒凝血瘀和湿热蕴结。气血不足，胞脉失于濡养，"不荣则痛"；气滞、寒凝、湿热均可导致气血凝滞不畅，胞脉气血壅滞，"不通则痛"。中医治痛经以"通补气血"为主，气血充盈，运行通畅，来月经时就不会痛。

按摩帮气血"清道"，缓解痛经问题

穴位按摩是行之有效的缓解痛经的方法。因为经络是运行气血的通道，保持经络畅通，使体内的代谢废物顺利排出，可以缓解痛经症状。

操作方法如下：取俯卧位，按摩者先用掌擦法反复直擦背部督脉、膀胱经约10分钟，至皮肤发热；再用拇指按压腰骶部八髎穴3分钟，以有酸胀感为度；然后掌擦八髎穴，以发热为度；最后用拇指按揉双下肢三阴交穴3分钟，以有强烈的酸胀感为度。于月经前10天开始按摩，每日1次，10次为一疗程。此法可行气活血，温经散寒，坚持治疗能明显减轻痛经症状。

Tips 黑豆蛋酒汤，养血、活血效果好

黑豆、米酒各100克，鸡蛋2个，适量红糖做汤食用。每日2次，连服3~5天。养血、活血、止痛的效果好，可调理女性虚寒引起的痛经。

督脉

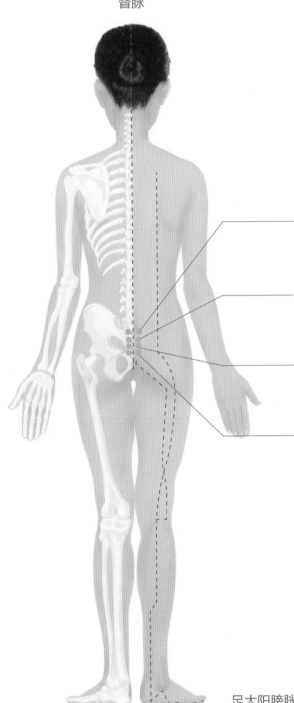

八髎穴：上髎穴、次髎穴、中髎穴、下髎穴各一对

上髎穴：在骶部，左右各一，约当髂后上棘与后正中线之间，第一骶后孔中

次髎穴：在骶部，左右各一，约当髂后上棘下与后正中线之间，第二骶后孔中

中髎穴：在骶部，左右各一，当次髎下内方，第三骶后孔中

下髎穴：在骶部，左右各一，当中髎下内方，第四骶后孔中

足太阳膀胱经（背部）

治痛经的要穴——神门穴、太冲穴和涌泉穴

《黄帝内经》里说："胞宫（即子宫）络于心"，就是说子宫和心脏由经络相连。而神门穴是心经的原穴。

太冲穴是肝经要穴。心气在传达的时候是以冲、任两脉为通道的。肝脏是冲脉的"上司"，如果肝有问题，就会造成其通道冲脉出现痰浊瘀滞的现象，从而出现痛经。所以打通冲任二脉也可治痛经，太冲穴即是首选。

涌泉穴是肾经首穴。子宫属于肾的管辖范围，所以治痛经，涌泉穴责无旁贷。

每天坚持按以上三穴，有助于缓解痛经。

需要提醒的是，痛经症状特别严重的女性，一定要去医院检查，因为痛经可能与身体器官病变有关，比如子宫内膜异位症、盆腔炎等，通常从痛经的症状上无法区分，所以最好去医院进行妇科检查。

具体按摩方法：每晚临睡前，洗净双脚，用食指从上到下推太冲穴3～5分钟，再用拇指按揉涌泉穴3～5分钟。坚持按效果更明显。

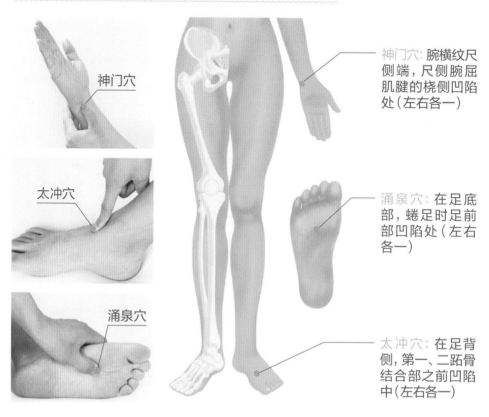

神门穴

太冲穴

涌泉穴

神门穴：腕横纹尺侧端，尺侧腕屈肌腱的桡侧凹陷处（左右各一）

涌泉穴：在足底部，蜷足时足前部凹陷处（左右各一）

太冲穴：在足背侧，第一、二跖骨结合部之前凹陷中（左右各一）

人参茯苓二米粥 补虚益气

材料 小米、大米各50克，山药片30克，茯苓15克，人参3克。

做法

1 人参、茯苓均洗净，与山药片一起焙干，研成细粉；小米、大米分别淘洗干净，大米用水浸泡30分钟。

2 锅置火上，倒入适量清水烧开，放入小米、大米，加入人参粉、茯苓粉、山药粉，用小火炖至米烂成粥即可。

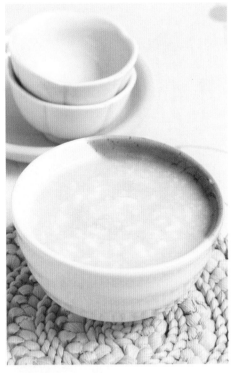

当归生姜羊肉汤 补气养血

材料 羊瘦肉250克，当归10克，鲜姜片15克。

调料 盐4克。

做法

1 羊瘦肉去净筋膜，洗净，切块，放入沸水中焯烫去血水；当归洗净浮尘。

2 锅置火上，倒油烧至七成热，炒香姜片，放入羊肉块、当归翻炒均匀，倒入适量清水，大火烧开后转小火煮至羊肉烂熟，加盐调味，去当归、生姜，食肉喝汤即可。

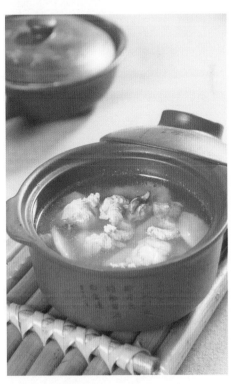

闭经，小心多囊卵巢综合征

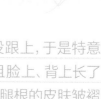

　　小恬26岁，一年就来两三次月经。她以为是自己营养没跟上，于是特意为自己补了补，可是月经不但没来，整个人却越来越胖，而且脸上、背上长了很多痤疮，腿上、腋下、嘴唇上的汗毛越来越多，脖子上和大腿根的皮肤皱褶处还出现了绒毛状的灰褐色色素沉淀。她害怕极了，以为自己得了什么不治之症，于是就去医院检查。医生经过询问与检查后，初步诊断是多囊卵巢综合征。

医生解答

　　多囊卵巢综合征（PCOS）是以稀发排卵或无排卵、雄性激素过多或胰岛素抵抗为特征的内分泌紊乱的综合征。因持续无排卵，严重情况下会使子宫内膜过度增生，增加子宫内膜癌的风险。

　　调整生活方式、肥胖是改善多囊卵巢综合征非常重要的手段。早期干预还有利于预防糖尿病和心血管疾病的发生。

　　药物治疗主要是在医生的指导下，根据患者的症状通过药物调整月经周期、降低雄性激素水平、改善胰岛素抵抗等，不孕的患者需要进行促排卵治疗。

控制体重	养成良好的生活方式，饮食搭配与运动相结合，减少脂肪，尤其是内脏脂肪
饮食控制	饮食中脂肪<30%，饱和脂肪酸<10%
适度运动	每周运动5次以上，每次以中等运动强度运动30分钟

月经不调，做到这两点能慢慢改善症状

如果月经周期完全没有规律，或月经周期正常，但月经量过多、过少或月经来潮持续时间过长、过短，都属于月经不调。

一般导致月经不调的原因有两方面：一方面是妇科疾病，如子宫发育不全、急慢性盆腔炎、子宫肌瘤等；另一方面是生活不良习惯，比如作息不规律，长期精神压抑、焦虑、过度节食以及嗜好烟酒等。

生活调养

1. 由于熬夜、过度劳累、生活不规律导致的月经不调，应固定生活作息，改善不良生活习惯，月经就会恢复正常。

2. 经期不要冒雨涉水、洗冷水澡、吃冷饮等，避免小腹受寒。

3. 如果月经不调是由于遭受挫折、压力大，则要调整好心态。

4. 月经期间不宜长时间吹电风扇，也不宜长时间坐卧在风大的地方或地上，以免受寒。

饮食调养

1. 女性以血为本，月经量减少实际上是气血不足的信号，说明体内气血已经不足了。常吃山药炖黄牛肉，可以补脾养血、调经。

2. 经期腹痛、腰痛，平时可以吃红糖艾叶水煮蛋或益母草红糖水煮蛋，活血化瘀、暖宫止痛。

3. 经血发黑有血块，可以常备玫瑰花茶。玫瑰有行气解郁、活血散瘀的功效，加点红糖，既可以行气化瘀又能温补子宫。

必须去医院的情形

当月经周期、持续时间、出血总量、经血颜色异常时，在家调理效果不明显时应到医院接受适当的检查。如果因月经推迟演变成闭经而导致不孕者，需要接受较长时间的治疗。因此，在月经推迟或连续3个月不来潮时，应及时就医。

恼人的经前期综合征

很多女性都有过这样的经历，月经前几天会感到莫名的烦躁、不开心、情绪波动大，甚至对周围的人无理取闹。这种现象在医学上被称作"经前期综合征"。这种症状不仅体现在情绪上，也体现在生理上，比如乳房胀痛、头痛、腰酸背痛等。通常在来月经前的2周内开始，大部分人可能两三天就好了，基本上来月经后症状就会消失。

虽然经前期综合征不算疾病，但是会影响日常生活、工作、学习，如果不重视，任其发展，可能会导致其他疾病。

精神抑郁

在来月经前几天无精打采，情绪低落，注意力不集中，不愿参加活动等。中医认为，这是肝的疏泄功能异常造成的，肝气郁结使调节情绪的生理功能失调。这时可以通过适当的运动、可口的饭菜来取悦自己，但是注意要少吃油炸、咸、辣等重口味食物。

警惕：现代人的精神压力大，平时负面情绪的累积会加重经前期综合征症状，如果感到很难掌控自己的情绪，最好找心理医生就诊。

腹泻

平时排便正常，月经前几天会出现闹肚子的情况，可能是脾肾阳虚的表现。长期疲劳、久病不愈、寒邪侵体都可能导致脾肾虚，耗损阳气，所以在日常生活中要多加注意。

警惕：一般月经来后一两天症状就会缓解，如果出现水样大便或者腹泻持续时间长，最好去医院就诊。

经前头痛

经前易出现两侧头疼，有的时候也会有偏头疼。

警惕：经前头痛有时会随着经期的到来而缓解，但有时也会持续出现经期偏头痛。如果疼痛强烈且影响正常生活，一定要到医院就诊。

乳房胀痛

经前3~5天乳房有胀痛感是正常现象，这是受雌激素分泌影响造成的。

警惕：如果离来月经的日期还早就出现了疼痛感，或者排卵后仍然有较强的疼痛感，而且有明显触痛，最好及时就医。

盆腔痛

支撑子宫的韧带受到子宫膨胀的牵引，骨盆很容易因为压迫而瘀血，产生痛感。如果身体保暖不够，瘀血严重，痛感会加剧。

警惕：女性一定要注重腰腹部保暖，如果疼痛加剧要及时去医院就诊。

小腹闷胀

月经前易出现小腹闷胀，这种感觉会随着经血的排出而消失。

警惕：如果闷痛持续加重，甚至影响腰椎，出现冒冷汗、痉挛等状态，应及时就诊。

 Tips 姜汁黑糖奶，帮你远离经前期综合征

黑糖性温味甘，具补中益气、活血化瘀、散寒的功效。
1.牛奶中加入黑糖，小火加热至微起泡。
2.老姜磨泥取汁；鸡蛋取蛋清，将姜泥汁倒入蛋清中，微微搅拌。
3.将步骤2中的姜汁蛋清倒入加热的牛奶黑糖中，用蒸锅蒸8分钟即可。

"宫颈糜烂"不是病

有一位患者，最近一直小肚子痛，以为是着凉了，穿了一个护腰腹的腰带，还是觉得不舒服，而且白带也变得浓稠，于是来医院做检查，结果是"宫颈糜烂"。她非常紧张地问："这个病能治愈吗？我还没有生宝宝，会不会影响生育？"我跟她说："你放心，宫颈糜烂不是病，对生育也不会有太大影响。"

🌑 医生解答

提起宫颈糜烂，很多女性都深受其扰。宫颈糜烂一般指宫颈柱状上皮异位，是正常的生理现象。这种变化并非真正的糜烂，在2008年出版的第7版《妇产科学》教材中，已取消"宫颈糜烂"这个病名，并以"宫颈柱状上皮异位"所取代。并且说明宫颈糜烂与宫颈癌并没有直接因果关系。

宫颈柱状上皮异位会随着女性激素水平变化而发生改变。一般来说，宫颈柱状上皮异位只是一种表现，不需要治疗。

"宫颈糜烂"需要干预吗

对于存在宫颈柱状上皮异位的女性，为了排除少数情况下恶性病变的可能，可以进行宫颈液基薄层细胞学检查（TCT）和HPV（人乳头瘤病毒）的筛查，如果结果正常，就基本不用担心。

宫颈炎不仅仅是分泌物异常

有一位患者很注重日常保养，每年都会定期做妇科检查，但自从生了宝宝后，白带一直不太正常，检查发现有轻度宫颈炎。医生开了消炎药，但是她吃完药，症状总是时好时坏，不见彻底康复。

医生解答

临床数据显示，有90%以上的妇科病患者，都与宫颈炎纠缠不清。探究病因，无非就是致病菌多，感染途径多样，一不注意就被宫颈炎找上。宫颈是防止病原体侵入宫腔的重要屏障，所以保护宫颈尤为重要。改掉生活中的一些不良习惯，不让病菌有机可乘。

宫颈炎症状表现

白带多，呈脓性，伴随腰痛、下腹不适；外阴瘙痒或刺痛；尿频、排尿时刺痛；性交出血等。

这些习惯要改掉

1. 长期使用护垫："经常使用护垫有助于保持阴部清洁"这种观念是错误的，不要被广告误导。长期使用护垫，容易让阴部不透气，滋生细菌。建议在月经前后，短期使用护垫。如果因为白带多而用护垫，一定要做到勤更换。

2. 厕前不洗手："饭前便后要洗手"这是连幼儿园小朋友都知道的事情，但是对于女性，还应加上一条"厕前也应该洗手"。键盘、手机、座椅……手无不接触，很容易携带细菌，感染宫颈。建议厕前用肥皂洗手，并且用流动的水冲洗。

3. 久坐不动: 久坐不动会让血液循环受阻, 阴部透气性差, 容易引发感染。建议在电脑前工作超过1小时站起来走两圈。

4. 常用阴道洗液: 频繁使用阴道洗液会破坏阴道内的弱酸性环境, 引起细菌感染。建议确实有需要的时候, 在医生指导下使用。

5. 爱吃甜食: 糖分的摄入与念珠菌感染有密切联系。糖分摄入过量会导致血糖或者尿糖偏高, 从而使阴道内酸度增高, 酵母菌大量繁殖, 引起念珠菌阴道炎。

治疗宫颈炎除了接受医生的正确治疗, 也要注意日常的饮食起居。

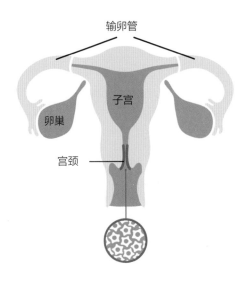

输卵管

子宫

卵巢

宫颈

 女性要慎用阴道洗液

随着各种阴道洗液的广告越来越多, 很多女性不分年龄开始使用阴道洗液, 但这些洗液真的会"洗洗更健康"吗?

女性的阴道侧壁黏膜褶皱中、阴道穹窿和宫颈处, 存在着阴道微生物菌群, 其中最重要的是乳杆菌, 其功能主要是保护阴道不受外来菌的侵袭, 是阴道的"健康卫士"。如果经常使用阴道洗液冲洗阴道, 会破坏阴道内的微生态环境, 乳杆菌就会变少。

由于阴道正常菌群具有自洁功能, 所以一般情况下, 无须用洗液冲洗阴道。出于治疗目的, 在医生指导下选用治疗冲洗剂是必要的, 但也不能长期使用。

小心流产引发的子宫内膜炎

小张坐完月子后，一直觉得下腹不舒服，检查后得知是产后感染引起的子宫内膜炎。听到这个诊断她有些茫然，宫颈炎倒是常听说，但没怎么听说过子宫内膜炎，也不知道自己为什么就得了这个病。

医生解答

从名字上不难看出病症所在，就是子宫内膜有了炎症，是由细菌沿着阴道、宫颈上行或者沿着输卵管向下经淋巴系统达到子宫内膜而引起的。如果不能有效治疗，会影响子宫肌层，引起子宫肌炎，甚至发生子宫周围组织感染。

通常情况下，女性阴道的酸性环境、孕期宫颈的黏液栓，都是抵御细菌侵入的天然屏障。但是月经、分娩、流产等会削弱这种屏障，如果此时再不注意卫生和子宫的养护，就很容易导致子宫内膜炎。

产后感染及流产后感染是造成子宫内膜炎最常见的原因，也是最严重的类型。只有在产前、流产前进行全面的妇科检查，才能及时发现妇科急慢性炎症，以便进行及时有效的治疗，防止产后或流产后细菌上行感染。

产后子宫腔内胎盘剥离的伤口、子宫颈口的开放、阴道会阴的裂伤等，为细菌侵入及繁殖创造了有利条件。因此，产后一定要注意会阴部清洁，每天要用温水清洗2次，便后也应擦洗；护垫及卫生巾要勤换；产后42天内避免洗盆浴及性生活。

子宫内膜异位症
是埋在体内的不定时炸弹

有一位年轻的患者，来就诊时一脸惊慌地说："医生，我一来月经就便血，是不是得了什么绝症？"我一听就知道十有八九是子宫内膜在捣乱，安排她去做了B超等各项检查，最后确诊是子宫内膜异位到了肠子里。

❀ 医生解答

前面我们讲过，子宫腔内衬着一层膜样组织，即子宫内膜，它的脱落产生月经。如果子宫内膜组织不甘于待在子宫腔内，到处乱跑，跑到其他部位，就是子宫内膜异位症。

子宫内膜异位症大多发生在盆腔器官，如果异位到卵巢就叫作卵巢巧克力囊肿；异位到子宫肌层，叫作子宫腺肌病。此外，还可能出现在膀胱、肺、乳腺等，除了脾脏，身体各个部位都有可能存在异位的子宫内膜。它在身体的任何部位"安家"，并在雌激素的刺激下生长、脱落，形成"经血"。这就是上例中患者子宫内膜异位到肠道里便血的原因。如果长在肾里，来月经时就会尿血；长在肺里，来月经时就会咯血。

❀ "对位"才健康

子宫内膜异位症的主要表现是下腹痛、痛经、性交痛等。

子宫内膜异位症引起的痛经，第1天会疼得比较厉害，逐天减轻直至消失，这种疼痛可能从某一阶段才开始，然后变得一次比一次厉害。所以，痛经是不容忽视的，如果觉得自己有上述情况，建议去医院检查。

临床数据显示，40%以上的子宫内膜异位症患者都有不孕症，这是因为异位的子宫内膜改变了子宫的受孕环境，卵巢功能也受到影响，不利于精子和卵子结合。而且异位的子宫内膜还会造成器官粘连、输卵管扭曲等，从而造成不孕。

🌸 子宫内膜异位症以预防为主

子宫内膜异位症的病因目前还不是很清楚，有研究发现它有明显的遗传倾向。如果母亲或者姐妹有子宫内膜异位症，那么自己患子宫内膜异位症的概率较大。所以有家族史的女性，应该尽早去检查，掌握治疗先机。

除去遗传原因，日常生活中也要预防子宫内膜异位症的发生。注意经期卫生，不要在经期过度操劳、剧烈运动，不要在经期过性生活，以免造成经血逆流，形成子宫内膜异位。

同时，要保证规律的生活、充足的休息时间、合理的膳食，调节压力。只有健全的免疫系统才有能力吞噬到处"捣乱"的子宫内膜。

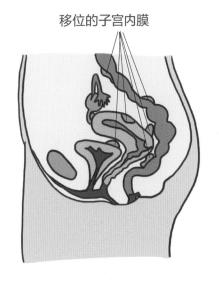

移位的子宫内膜

子宫内膜异位最常发生的地方

异位位置	不良影响
直肠、肛门	来月经时腹痛、腹泻、腹胀、便血
阴道	性交疼痛
卵巢	卵巢囊肿，常伴有痛经症状
子宫肌层	子宫腺肌病，常伴有严重痛经症状
输卵管	输卵管粘连、阻塞，不孕

子宫肌瘤，要不要切

之前我遇到一个年轻的姑娘来就诊，脸色惨白，等她把诊断书拿给我看的时候才知道缘由，原来这个姑娘检查出了子宫肌瘤。我跟她说："你不用担心，首先子宫肌瘤是很常见的良性肿瘤，不是什么绝症，你完全不用担心，其次你子宫里的这个肌瘤暂时不用手术，先观察看看。"

肿瘤的生长往往悄无声息。子宫肌瘤也是如此，不太容易被发现，所以定期体检很有必要，早发现、早干预。

医生解答

"瘤"是个很可怕的字眼，常让人联想到"癌"，但瘤并不等于癌。人体在各种不良因素的影响下，身体某个部位组织中的细胞发生异常增生而形成肿瘤。肿瘤分为良性和恶性，一般恶性肿瘤称为癌症。子宫肌瘤是常见的良性肿瘤，癌变的可能性较低。

子宫肌瘤有哪些常见症状

1. 月经量过多；经期延长；月经间隔时间短；痛经。
2. 白带多，带血或者出现脓样白带，有臭味。
3. 腰背酸痛，下腹坠痛。
4. 尿急、尿频、小便不下；大便不畅，便后还有便感。
5. 不孕、流产。
6. 全身无力、脸色苍白、气短心慌等贫血症状。
7. 下腹部摸到包块。

● 子宫肌瘤需要手术吗

子宫肌瘤到底需不需要手术，一直是困扰患者的一个问题。医生一般会根据肌瘤对人体的影响来做出判断。

1. 以下情况，不用手术，但要随访观察，定期去医院检查。

年龄大，快到绝经期，子宫增大但没有超过怀孕两个半月子宫的大小。

肌瘤没有使子宫增大到压迫膀胱、直肠，没有出现大小便不畅的情况。肌瘤增长缓慢或者不增长。

2. 以下情况，建议手术。

肌瘤增长过快，使子宫增大到怀孕 3 个月子宫的大小。

月经量多，出现贫血。

明显压迫症状。

肌瘤短期内增长迅速。

● 做了子宫肌瘤手术还能生宝宝吗

子宫肌瘤摘除手术保留了子宫，是可以怀孕的。但是如果肿瘤在子宫的位置比较分散，而且数量又多，术后将会降低怀孕的概率，而且术后肿瘤复发的概率也会高一些。

● 子宫肌瘤自检小方法

空腹，排空大小便，屈髋屈膝仰卧在床上。腹部放松，用指尖按压下腹部各个位置，尤其是腹部两侧位置，检查有无包块。

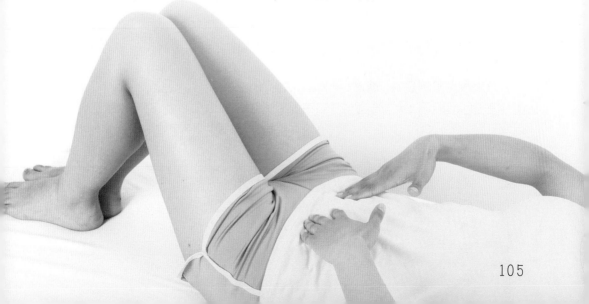

子宫脱垂，
小心子宫"离家出走"

赵阿姨最近总感觉腰酸，腹部似乎有东西往下坠，尤其是抱孙子的时候，这种感觉更明显。她开始没当回事，觉得是上岁数体力自然就差了，但后来情况越来越严重，赶紧来医院检查，一经检查才知道是子宫脱垂。我跟她说："I度的子宫脱垂不用特别治疗，平时多注意休息，避免增加腹压的动作，如便秘、剧烈咳嗽等。"

🌸 医生解答

子宫从正常位置沿阴道下降或脱出，当宫颈外口达坐骨棘水平以下，甚至子宫全部脱出阴道口以外，称为子宫脱垂。形象地说，就是子宫"离家出走"了。

其实，子宫只是用这种方式警告你——我受到了伤害，请多爱护我一些。所以女性朋友有必要了解哪些情况容易造成子宫脱垂，以及子宫脱垂的症状，以便及时就医。

🌸 导致子宫脱垂的原因

1. 过早、过多生育：容易造成盆底肌组织松弛，支持子宫的韧带托举无力。

2. 分娩时间过长，难产：损伤盆底肌和韧带。

3. 月子里过早下床做家务，过早负重劳动。

4. 长期腹压增高使子宫下移：慢性咳嗽、习惯性便秘、腹腔肿瘤等会引起腹压增高。

5. 绝经：绝经后雌激素水平下降，生殖器官和组织开始退化，盆底肌弹性下降，如果此时过于操劳，更容易引发子宫脱垂。

● 子宫脱垂的常见症状

1. 腰骶部酸痛，劳动后更明显。
2. 下腹、阴道、会阴部下坠，劳累后更明显。
3. 感觉有球形物自阴道内脱出，行走、体力劳动时更明显。
4. 大笑、剧烈咳嗽、身体用力时，容易尿失禁。
5. 月经过多；白带增多，伴有血性分泌物。

Ⅰ、Ⅱ、Ⅲ度子宫脱垂

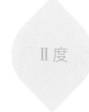

Ⅰ度

宫颈下垂距处女膜＜4厘米，但未脱出阴道口外

轻型：宫颈外口距处女膜缘＜4厘米，未达处女膜缘

重型：宫颈已达处女膜缘，未超出阴道口

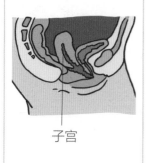

子宫

Ⅱ度

宫颈及部分宫体已脱出阴道口外

轻型：宫颈脱出阴道口，宫体仍在阴道内

重型：部分宫体脱出阴道口

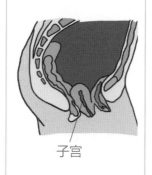

子宫

Ⅲ度

宫颈及宫体全部脱出阴道口外

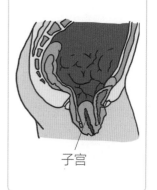

子宫

🌸 坐好月子可以预防子宫脱垂

生产时间过长、难产都可以说是"产伤"，如果不注意产后保健，"产伤"将成为日后子宫脱垂的主要原因。对于任何疾病来说，都是预防强于治疗。所以新妈妈们坐好月子，能有效避免子宫脱垂。

教新妈妈们一套月子操，分娩后四五天就可以开始做，每天5次，可以促进腹壁和盆底肌张力的恢复，预防子宫脱垂。

腹部运动

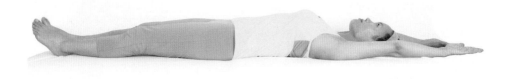

1. 仰卧，深吸气，让腹肌收缩，腹壁下陷，能感到内脏向上提。然后，双臂上举到头部两侧，与耳朵平行。

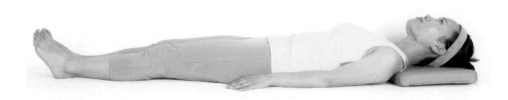

2. 慢慢呼气，双臂复原。

有意识地对盆底肌进行自主性收缩和放松，有助于恢复衰弱、松弛的盆底肌。

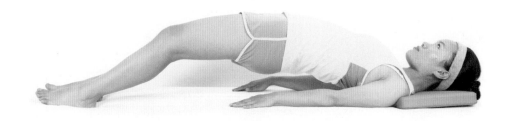

1. 仰卧，屈膝，双脚自然踩在床上，两臂放在身体两侧。深吸气，同时抬高臀部，使背部离开床，然后慢慢呼气放下臀部，回归原位。每天150~200次。

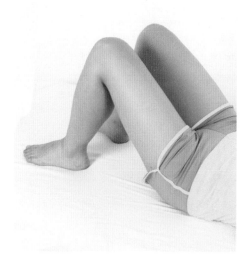

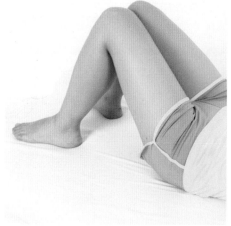

2. 仰卧，双腿屈膝，自然分开，双脚自然平放在床上，两臂放在身体两侧。

3. 双腿用力合拢，同时收缩肛门，保持3秒钟，分开双腿并放松肛门。连续做15~30分钟，每天2~3次。

绝经期女性
要警惕子宫内膜癌

年近50岁的王阿姨，月经量突然变多，而且淋漓不尽，她觉得到了临近绝经期这都是正常情况，但是她的女儿认为还是要去医院检查下，结果一查诊断为子宫内膜癌。王阿姨一直跟医生说："我从年轻到现在，月经都正常，怎么现在还得了这个病呢？"

我问她："您有过子宫病史吗？"阿姨说："曾经检查出子宫内膜增生，跟这个有关系吗？"我就跟阿姨说："子宫内膜增生，尤其是非典型性增生，具有一定的癌变倾向，但并不是绝对的。所以，当出现子宫内膜增生的时候就需要谨防子宫内膜癌。"

❀ 医生解答

子宫内膜癌又叫子宫体癌，是仅次于乳腺癌和宫颈癌的第三大女性生殖恶性肿瘤，高发年龄在50岁以上。每一种癌症的产生都不是突然的，它必然会有一些诱因，弄清病发的主要因素，可以在日常生活中做好预防。

❀ 诱发子宫内膜癌的主要因素

1. 与体内雌激素相关。雌激素分泌量的增加可能会刺激子宫内膜的增生，埋下癌变的隐患。雌激素分为内源性雌激素和外源性雌激素，外源性雌激素更容易诱发子宫内膜癌。

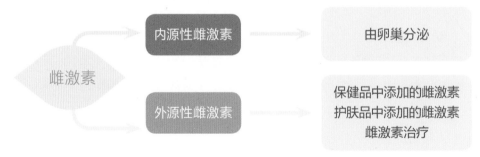

雌激素
内源性雌激素 → 由卵巢分泌
外源性雌激素 → 保健品中添加的雌激素
护肤品中添加的雌激素
雌激素治疗

所以在买保健品或者护肤品的时候，要认清是否含有雌激素，一定要谨防外源性雌激素的摄入。有的女性为了保持年轻、美丽，随意使用含有激素的保健品甚至药品，这都是错误的。是否需要补充雌激素一定要遵医嘱，不要擅自补充雌激素。

2. 与体质相关。肥胖、糖尿病、高血压的女性，都是患子宫内膜癌的高危人群。医学上把"肥胖、糖尿病、高血压"视为子宫内膜癌的三联征，事例中的王阿姨就有十几年的糖尿病史。

3. 与内分泌紊乱相关。功能性子宫出血、子宫内膜息肉、习惯性流产等都有可能诱发子宫内膜癌。

4. 与营养失衡相关。过多摄取高热量食物，造成体内脂肪堆积。脂肪有储存雌激素的功能，会刺激子宫内膜增生。

5. 与遗传因素相关。有家族肿瘤病史的人，患子宫内膜癌的概率较高。

子宫内膜癌的早期症状比较明显，而早期治疗能达到95%以上的5年生存率；即使是在中晚期发现，通过系统治疗以及严密随访，也能获得良好的疗效。平时只要多注意，就能在早期及时发现子宫内膜癌的迹象。

子宫内膜癌的主要表现

1. 绝经期前后，出现阴道不规则出血，常为少量至中量出血。此时一定不要自以为是地判断为月经不调，及时就医才是正确选择。

2. 初期会有少量血性白带，后期会有较多的有恶臭味的脓血排出。

3. 由于肿瘤及其出血和排液瘀滞，晚期会出现子宫不规则收缩而引发阵痛。

4. 晚期会出现下腹部增大。

控制体重，远离子宫内膜癌

根据临床数据，子宫内膜癌高危因素包括年龄、肥胖、晚育、绝经延迟等，其中，肥胖是常见的高危因素，患有子宫内膜癌的女性近七成都存在肥胖问题。所以，控制体重是女性预防子宫内膜癌的基本方法。

中国成人体重指数（BMI）标准

消瘦	正常	超重	肥胖
<18.5	18.5~24	24~27.9	≥28

注：体重指数（BMI）公式：BMI= 现有体重（千克）÷［身高（米）］²

控制体重，需合理饮食，比如多吃蔬菜，少吃油腻食物等，还需适量运动。很多人不愿意单独花时间运动，那可以在日常生活中进行"替换性运动"，比如能走楼梯就不坐电梯，做做家务等。

改善生活习惯，预防子宫内膜癌

多吃大豆及其制品，大豆富含大豆异黄酮，有类似雌激素的作用，所以被称为"植物雌激素"。

另外，大豆及其制品中含有优质蛋白、铁、B族维生素，有助于防治高血压、冠心病、糖尿病等疾病。

 Tips 喝豆浆会增加子宫内膜癌的风险吗

女性绝经后易患子宫内膜癌的重要原因就是体内雌激素过高，不少人就不敢喝豆浆了。其实，这是一种误解。因为植物性雌激素，比如豆浆含有的大豆异黄酮，与真正作为药物的雌激素相比，作用很弱，所以并不会引起子宫内膜癌。

● 不要拿人流当儿戏

人工流产（简称"人流"）容易损伤子宫内膜，人流时强大的负压吸引，可能会使子宫内膜异位；人流刮宫时会损伤子宫内膜底层组织，可能会造成子宫肌瘤、不孕症等。未婚先孕，尤其是低龄未婚先孕的女孩子，不敢向家长坦白，私自找个小诊所流产或者自行买药流产，则更加危险，很容易造成子宫破裂、子宫大出血，甚至危及生命。

● 不得已做人流，应尽量将伤害降到最低

如果没准备好要宝宝，男女双方一定要做好避孕措施，能不做人流就不要做人流，如果意外怀孕，需要做人流，就尽量将伤害降到最低。

人流时间最好是在确认妊娠45天左右，术前必须由医生经HCG（人绒毛膜促性腺激素）和B超诊断确诊为宫内孕，并且确定受孕的天数及孕囊的大小均适合进行人流。

一般怀孕42天以上，宫腔内孕囊在B超下就可见，此时孕囊不大，而且子宫壁也较厚，孕囊容易取出。

人流前的注意事项

1. 选择正规医院和有资质的医生。
2. 人流前一周内应避免性生活。
3. 人流前一晚需要洗澡，换干净的内衣裤。
4. 着装尽量宽松，便于穿脱。
5. 自备卫生纸或者卫生巾。
6. 体温超过37.5℃时应改日手术。
7. 手术时要与医生密切配合，无须过度紧张。

人流后的护理

1. 流产后应该休息2周，切不可过早地从事体力劳动或体育锻炼，防止劳累过度。

2. 为避免因分泌物增多导致细菌感染，要经常清洗阴部，换洗内裤，不宜盆浴。

3. 流产后的女性情绪多不稳定，可以通过听音乐、看书等方式让心情平静下来，同时伴侣要给予无私的爱和关怀。

4. 加强营养，尤其需要补铁。

5. 术后复查确认子宫修复前，禁止性生活。

产褥期是子宫及全身各器官调整的黄金期

中医认为，坐月子是一次体质重塑的良机，在这段时期应补血、补气，调理身心。如果能抓住这个机会好好调理，对生产前身体上的不适症状适当调治，体质甚至会比产前更好。

坐月子的护理细节

1. 利用碎片时间多休息。

2. 顺产妈妈产后第3天可以用收腹带，剖宫产妈妈伤口愈合后可以用收腹带。

3. 及时更换卫生巾，清洗私处，保持外阴清洁，以防感染。

4. 产后第1天温水擦浴；第2~3天可以淋浴，禁止盆浴。时间控制在5~10分钟，水温37~40℃。擦干身体、吹干头发、穿好衣服再出浴室。

5. 卧室适时通风，每天开窗通风2~3次，但要注意不要受风着凉。

PART

3

好料理，
吃出健康子宮

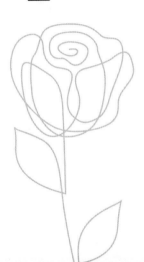

海参竹荪汤 缓解宫寒

☑ 滋阴补血　☑ 促进乳汁分泌　☑ 养颜抗衰

海参性温，味咸，归心、肾经。海参属于温补食材，女性常食用海参能滋阴补血，温暖子宫，缓解宫寒等症状。海参中含有的硫酸软骨素还有养颜美容、延缓衰老的功效。

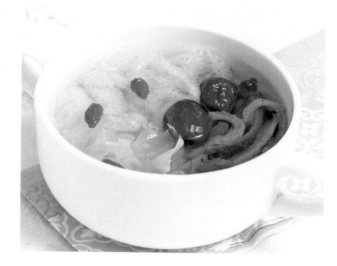

中医养生方

◆ 产后血虚
水发海参200克，切成条，煮熟，加盐调味即可。

◆ 产后缺乳
水发海参100克，猪蹄1只，姜片8克，炖熟，加盐调味即可，连吃数日。

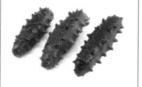

材料　海参50克，红枣20克，干银耳、竹荪、枸杞子各10克。

调料　盐适量。

做法

1 海参、竹荪清水泡发洗净，切丝；红枣去核，洗净，浸泡；银耳泡发，去蒂，洗净，撕成小朵。

2 锅中倒入适量清水，放入银耳、海参丝，大火煮沸后改小火煮约20分钟，加入枸杞子、红枣、竹荪丝煮约10分钟，加盐调味即可。

温馨叮咛 ● ● ●

海参富含胶质，可以改善便秘，但是对于经常便溏和患急性肠炎的人来说，海参的通便功效会造成腹泻，所以不宜多食。

蜜枣樱桃扒山药 益气养血暖手脚

☑ 补气养血 　☑ 滋补强身 　☑ 缓解手脚冰冷

山药性平，味甘，归肺、胃、肾经，属于药食同源食物。中医认为，山药能补虚抗衰、补气养血。女性手脚冰凉与体质虚弱有密切关系，所以常吃山药有补中、益气、养血作用。

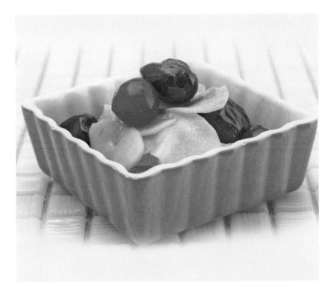

中医养生方

● 脾肾虚弱

山药200克，羊肉、大米各150克。山药去皮，切小块；羊肉去筋膜，切块。先将大米下锅，加水煮至米开花时，下羊肉块，煮沸十几分钟后，下山药块，煮至汤稠肉香，加盐调味即可。

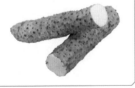

材料 山药500克，蜜枣150克，樱桃适量。

调料 白糖、桂花各适量。

做法

1 山药洗净，煮熟，冷却后剥皮，切片；蜜枣洗净，去核；樱桃洗净，去核备用。

2 在敞口碗内抹上植物油，先放上樱桃，蜜枣围在樱桃周围，再码上山药，撒少许桂花，隔水蒸熟。

3 取出碗翻扣在盘内，锅内加水，加白糖烧至化开，加水淀粉勾稀芡，倒入山药盘内即可。

温馨叮咛 ● ● ●

山药是补益食材，具有收敛作用，经常腹胀或大便干结的人食用，容易加重症状，不宜多吃。

清炒淡水虾 给子宫补充能量

☑ 缓解宫寒、手脚冰冷　☑ 调理月经不调　☑ 调节免疫力

淡水虾性温，味甘，归肝、肾经。中医认为，虾有温肾补阳、通乳等功效。肾是先天之本，女性宫寒、手脚冰冷、月经不调、不孕，都与肾气不足有关。吃虾养肾，能给子宫补充能量，缓解以上问题。

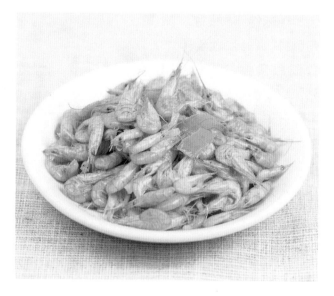

中医养生方

● **肾气不足**
鲜虾100克，韭菜200克，加少量油、盐，炒熟食用。

● **乳汁不通**
鲜虾50克，炒熟，用米酒拌食，每日2次，连吃几日。

● **神经衰弱**
虾壳15克，酸枣仁、远志各9克，水煎服，每日1次。

材料　淡水虾250克，柿子椒15克。

调料　葱丝、姜丝、盐各适量。

做法

1　淡水虾洗净，控干水分备用；柿子椒洗净，切条。

2　油烧热后爆香葱丝、姜丝，倒入虾和柿子椒，迅速翻炒至变色，加盐调味，继续翻炒至虾熟即可。

温馨叮咛 ● ● ●

虾按出产来源不同，分为海水虾和淡水虾两种。淡水虾性温，海水虾性偏寒。虾是容易引起过敏的食物，所以过敏体质者不宜食用。虾子含胆固醇，因此血脂异常者应避免食用过量。

红枣燕麦黑豆浆 调节内分泌

☑ 补血养颜　☑ 养卵巢　☑ 抗衰老

红枣性温，味甘，归脾、胃、心经。女性易气血虚，食用红枣可以补气血，煮熟的红枣效果更好；燕麦有助于促进卵巢分泌激素；黑豆养肾，三者搭配做成豆浆，补肾、养卵巢、补气血，可从多方面养护子宫。

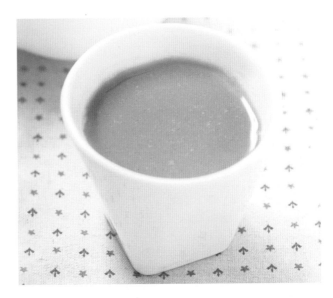

中医养生方

● 脾胃虚弱

红枣10~20颗，大米100克，同煮粥，用白糖调味即可。

● 贫血

红枣15颗，水发木耳30克，冰糖和水适量，同蒸1小时后食用，每日2次。

材料　黑豆50克，红枣30克，燕麦片20克。

做法

1. 黑豆用清水浸泡8~12小时，洗净；燕麦片淘洗干净；红枣洗净，去核，切碎。
2. 将上述食材一同倒入豆浆机中，加水至上下水位线之间，按下"豆浆"键，煮至豆浆机提示豆浆做好即可。

烹饪红枣时，如用煎煮的方法，最好将红枣切开，分为3~5块，这样有利于有效成分的释出，营养吸收更充分。

温馨叮咛 ● ● ●

红枣吃太多易生湿，湿积于体内，水肿的情况会加重，所以水肿患者要慎食。另外，红枣含糖量高，糖尿病患者不宜多食。

韭菜炒虾仁 温肾壮阳、缓解宫寒

☑ **行气活血**　☑ **补肾温阳**　☑ **缓解宫寒**

韭菜又叫"起阳草"，性温，味甘，归胃、肝、肾经。韭菜温中开胃、行气活血，可补肾温阳、调和脏腑，适合宫寒女性食用。

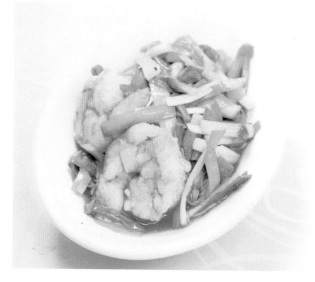

中医养生方

● 噎膈反胃

韭菜连根洗净捣汁，每次1汤勺，加入牛奶半杯，煎后缓缓咽下，每日数次。

● 手脚冰凉

韭菜根100克，去皮核桃肉25克，用芝麻油炒熟即可食用。对肾阳虚引起的手脚冰凉有改善作用。

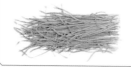

材料　韭菜300克，虾仁100克。

调料　姜丝、葱段、盐各适量。

做法

1 韭菜洗净，切段；虾仁洗净。

2 炒锅置火上烧至六成热，放入姜丝、葱段爆香后放入虾仁、韭菜，

炒至断生，用盐调味即可。

韭菜切好后，若长时间曝露在空气中，刺激性味道会加重，最好现做现切。

温馨叮咛 ◆ ◆ ◆

韭菜是春香、夏辣、秋苦、冬甜，所以春天吃韭菜最适宜。夏季人的肠胃功能降低，要少吃韭菜，过多食用会引起腹胀等不适症状。

生姜茶 缓解痛经

☑ **散寒** ☑ **缓解痛经**

生姜性热，味辛，归脾、胃、肺经，可散寒、温中、止咳，用于寒气或瘀血引起的痛经。每日午餐或晚餐后喝一杯姜茶，能帮助祛除体内寒气，长期坚持饮用对调理宫寒十分有益。子宫温暖，体内气血运行通畅，月经才能正常。

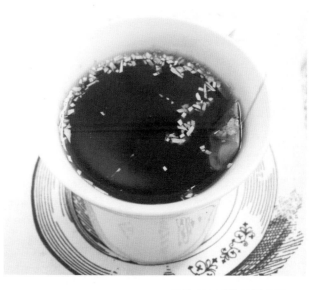

中医养生方

● **咳嗽**

姜汁200克，蜂蜜100克，同置锅中煮至稠黏如膏时停火，待冷却装瓶备用。每次取20克，温水冲化饮服，每日3次。

● **风寒感冒**

姜丝5克，紫苏叶3克，装入茶杯内，开水冲泡，浸泡5~10分钟，加入红糖搅匀，趁热服用。

材料 带皮生姜10克，红茶包1袋。

调料 黑糖或蜂蜜适量。

做法

1 生姜洗净，切末或者磨成姜泥。

2 用250克的热水冲泡茶包，静置约3分钟后取出茶包，放入姜末，加黑糖搅拌均匀即可。

温馨叮咛 ● ● ●

姜有强烈的刺激性，所以患有痔疮、充血性眼疾、体质燥热的人，不宜多吃。

Tips

蜂蜜和黑糖可缓和生姜的辣味，如果还是觉得辛辣，可以酌量加一点儿牛奶，调成生姜奶茶，口感会更滑顺。不同种类的姜有不同的功效：嫩姜开胃健脾、助消化；老姜暖胃、润肺。

玫瑰花茶 活血散瘀、解郁

☑ 调节月经周期　☑ 改善微循环　☑ 润肤

玫瑰花性温，味甘、微苦，归肝、脾经。中医认为，玫瑰花的功效主要是理气解郁、活血散瘀、调经止痛。女性在经前或月经期常会有烦躁易怒的表现，喝点玫瑰花可以起到调节作用。

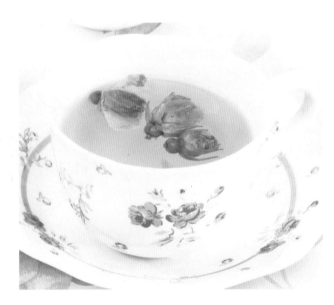

中医养生方

● **皮肤干燥**

玫瑰花瓣洗净，放入清水中泡2小时，然后放入白醋中，浸泡1周。取醋液加温水洗脸。

● **精神紧张**

把玫瑰花瓣晒干做成香包，放在枕头里。

● **气滞、胸胁胀闷作痛**

玫瑰花、香附各6克，水煎服。

● **胃痛**

玫瑰花、川楝子、白芍各9克，香附12克，水煎服。

材料　玫瑰花适量。
调料　蜂蜜适量。
做法

1 将玫瑰花放入杯中，冲入沸水，盖上盖子闷泡约5分钟。

2 待茶水温热时，调入蜂蜜即可。

Tips

玫瑰花以花呈紫红色、颜色鲜艳、不露蕊者为佳。用鼻子闻一闻，香味浓郁者佳。喝起来清爽甘甜的自然是佳品。

温馨叮咛 ● ● ●

玫瑰花最好不要与茶叶泡在一起喝。因为茶叶中的鞣酸会影响玫瑰花疏肝解郁的功效。此外，由于玫瑰花活血散瘀的作用比较强，月经量过多的女性在经期最好不要饮用。

莲子桂圆红枣羹 养气血、美颜

☑ 补五脏　☑ 通畅气血　☑ 滋养皮肤

莲子性平，味甘、涩，归脾、心、肾经，能补五脏、通畅气血。《本草纲目》记载莲子有治疗赤白浊，女人带下、崩中等功效，常用于治疗女性月经、白带过多。莲子、桂圆、红枣三者搭配，可以改善皮肤干燥粗糙，美容养颜。

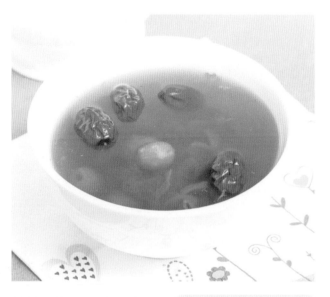

中医养生方

● 失眠多梦
莲子（去心）50克，煮至半熟，与大米（或糯米）同煮粥，加白糖调味食用。

● 泌尿系统感染
莲子（去心）60克，生甘草10克，同煮熟，加冰糖调味食用。

● 慢性支气管炎
莲子、百合、北沙参各50克，猪瘦肉250克，煮汤，加盐调味食用。

材料　莲子50克，桂圆肉、红枣各30克。

调料　冰糖适量。

做法

1　莲子洗净，浸泡，去心；桂圆肉洗净；红枣洗净，去核。

2　莲子、桂圆肉、红枣一同放入锅内，加适量水烧开，小火炖至莲子熟烂，加冰糖煮至化开即可。

温馨叮咛 ● ● ●

莲子不易消化，食用过量容易引起便秘等症状，每日食用量以30~60克为宜，莲子心每日3克为宜。

Tips

干燥的莲子以外观均匀饱满、颗粒大者为佳，最好放入冰箱保存，或者放在阴凉通风处，避免虫蛀或发霉。一旦莲子变黄、发霉就不要食用了，以免影响健康。

当归乌鸡汤 祛寒、缓解痛经

☑ **养血补精**　　☑ **调理闭经、痛经**　　☑ **调理血虚体弱**

乌鸡性平，味甘，归脾、胃经。《本草纲目》记载，乌鸡是补五脏、养血补精的佳品；当归可祛瘀血、生新血。二者搭配煮汤能改善血液循环，常用于调理闭经、痛经、血虚体弱等症状。

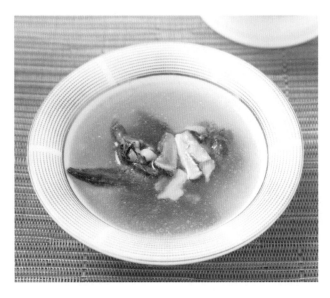

中医养生方

● **贫血**

乌鸡肉100克，大米或糯米60克，姜片适量，煮粥食用。

● **精神不振**

乌鸡肉200克，制首乌20克。将乌鸡肉切块，制首乌拣去杂质，洗净，装入纱布袋中，扎好，放入砂锅中用小火炖熟，取出药渣，食肉饮汤，加盐调味即可。

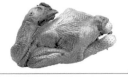

材料　乌鸡半只，当归10克。

调料　盐适量。

做法

1. 乌鸡处理干净，切块，用沸水焯烫去血污，捞出备用。

2. 将乌鸡块、当归放入炖锅中，加水没过食材，大火煮沸后改小火炖至熟烂，加盐调味即可。

Tips

乌鸡连骨（砸碎）熬汤，滋补效果最佳。炖煮时使用砂锅小火慢炖最好。

温馨叮咛 ● ● ●

动脉硬化、冠心病和高脂血症患者不能经常饮用乌鸡汤，也不宜吃鸡内脏。

红糖小米粥 化瘀止痛、促进子宫收缩

☑ 促进血液循环　☑ 帮助子宫收缩　☑ 化瘀止痛

红糖味甘,性温,归肝、脾经。对于经期女性而言,红糖可以让身体温暖、气血活络,使月经排出顺畅,特别适合因子宫虚寒而痛经的女性。同时,红糖对产后收缩子宫、恢复体力、排出恶露也有促进作用。

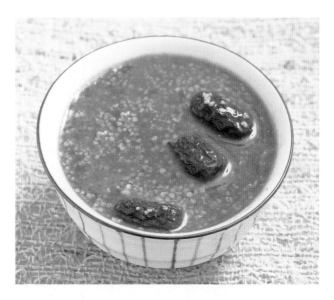

中医养生方

● 泻痢日久
红糖120克,乌梅12克,加水煎浓汤,时时饮用。

● 肺寒咳嗽
生姜250克绞汁,加入红糖150克。小火同煎至糖完全化开。每次2匙,温水送下。

● 女性血虚
红糖60克,鸡蛋2个,用水煮熟,月经后服食。

材料 小米50克,红枣适量。

调料 红糖适量。

做法

1 小米淘洗干净;红枣洗净,去核。

2 锅置火上,放入小米、红枣和适量清水,用大火烧沸,转小火熬煮至米粒熟烂,加红糖搅匀即可。

红糖中的水分和杂质多,如果不小心受潮,容易滋生细菌导致红糖变质,此时会出现酸味,不能食用。

温馨叮咛 ● ● ●

红糖食用过量会影响正餐食欲,并且不易于肠胃消化吸收。食用后应及时漱口,避免造成龋齿。

四物汤，进补看体质

四物汤是经久流传的滋养气血、调经化瘀的经典古方。主治月经不调、痛经、产后恶露不尽、腹内积血等。

Tips

血虚有热的表现：口干舌燥、嘴唇干裂、长痤疮。

《太平惠民和剂局方》

熟地黄12克，当归10克，白芍12克，川芎8克。

依照体质调剂

血瘀严重： 增加桃仁、红花，白芍换为赤芍。

血虚畏寒： 加肉桂、炮姜、吴茱萸以温通血脉。

血虚有热： 熟地黄换生地黄，加入黄芩、牡丹皮。

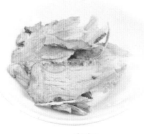

当归

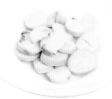

白芍

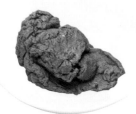

熟地黄

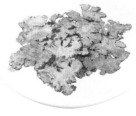

川芎

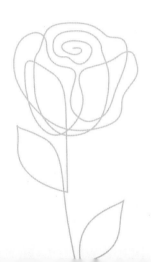

PART

4

7大穴位，
对症调出
元气子宫

合谷穴 缓解痛经

痛经或者月经前后腹痛、月经不规律，可以按摩合谷穴，其有助于缓解疼痛，改善月经不调。平时按摩合谷穴可以活血祛瘀、调养子宫，预防子宫病变。

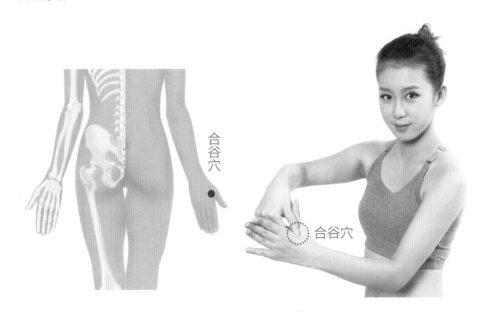

合谷穴

合谷穴

具体位置 手背第一、二掌骨间，当第二掌骨桡侧的中点处。

快速取穴 以一手的拇指指关节横纹，放在另一手拇、食指之间的指蹼缘上，拇指指尖下即是该穴位。

按摩方法 用左手的大拇指和食指揉动右手的合谷穴 200 下，再用右手的大拇指和食指揉动左手的合谷穴 200 下。

血海穴 理血活血

　　血海穴是活血化瘀的主要穴位，临床上用于治疗贫血、子宫出血等。按压血海穴可减轻痛经程度，缓解产后易出现的各种酸痛症状，还有润泽皮肤、淡斑的作用。

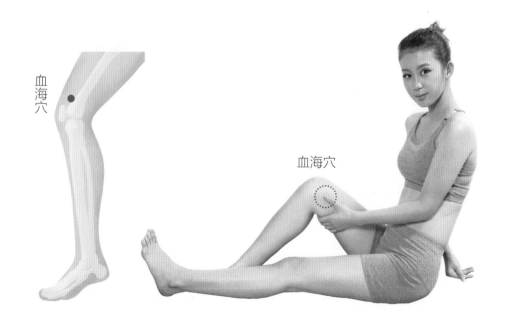

血海穴

血海穴

具体位置　位于大腿内侧，在髌底内侧端上 2 寸，股四头肌内侧头的隆起处。

快速取穴　屈膝，用左手掌心按在右膝髌骨上缘，第二至五指向上伸直，拇指约呈 45 度斜置，拇指指尖即是该穴位。

按摩方法　用拇指指腹揉捻两侧血海穴各 5 分钟，以有酸胀感为宜。

关元穴 补充元气

关元穴是元气之所在，为补肾固本、补益元气的要穴。此穴位可调节内分泌及子宫、卵巢的功能。针对气血虚弱、体质虚寒的女性，能帮助提高受孕能力，还可辅治腹泻、腹胀、月经异常、白带异常等。

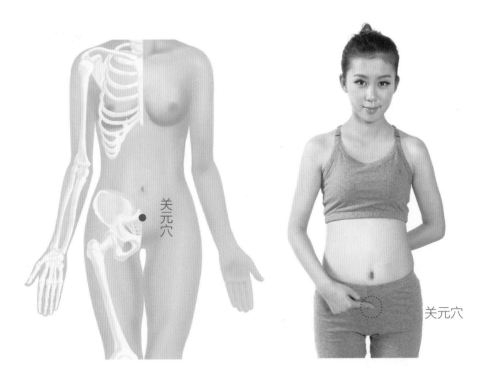

关元穴

关元穴

具体位置 前正中线上，脐下 3 寸。

快速取穴 除拇指外，四指并拢横放在肚脐下方，肚脐下正中线与小指交叉的地方即是该穴。

按摩方法 以关元穴为圆心，手掌逆时针及顺时针方向按摩 3~5 分钟，然后随呼吸按压关元穴 3 分钟。

气海穴 温中回阳

　　气海又叫"丹田"，是元气汇集的穴位，可温中回阳，有"气海一穴暖全身"的说法，对调理生殖系统健康很重要。按摩此穴位可以辅治月经不调、子宫出血、经期腹胀、痛经等。

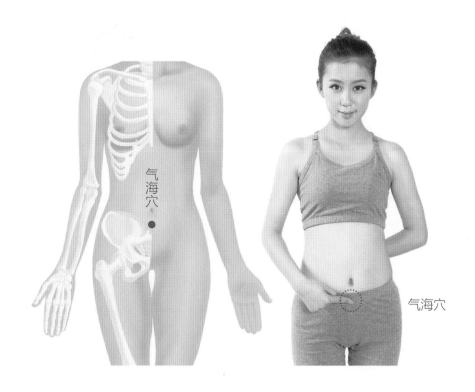

气海穴

气海穴

具体位置	前正中线上，脐下 1.5 寸。
快速取穴	连接肚脐和耻骨画一条直线，分成 10 等份，距肚脐 3/10 位置处即是该穴位。
按摩方法	用拇指或食指指腹按压气海穴 3~5 分钟，力度适中。

天枢穴　通便排毒

　　很多女性有生理期腹胀、腹泻的情况，可以通过按压此穴得到缓解。平常按摩此穴还可以滋养全身、温暖子宫，且有助于消除腹部脂肪。除此之外，天枢穴还可改善便秘，通便排毒。

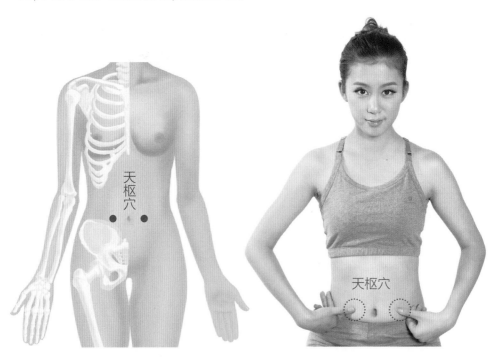

天枢穴

天枢穴

具体位置　肚中旁开 2 寸，左右各一。

快速取穴　拇指与小指弯曲，中间三指并拢，食指指腹贴在肚脐中心，无
　　　　　　　名指所在的位置即是该穴位。

按摩方法　用双手拇指轻轻按压2~3分钟松开，重复此动作。

阴陵泉穴 利湿消肿

　　阴陵泉穴是利湿止痛的重要穴位，平时按摩可以利水、祛湿，有效缓解经期下肢水肿的问题。如果有月经不调、痛经、白带异常的症状，按摩此穴位也能得到改善。同时，按摩此穴位有助于疏通下肢经络，促进血液循环，改善小腿无力等不适。

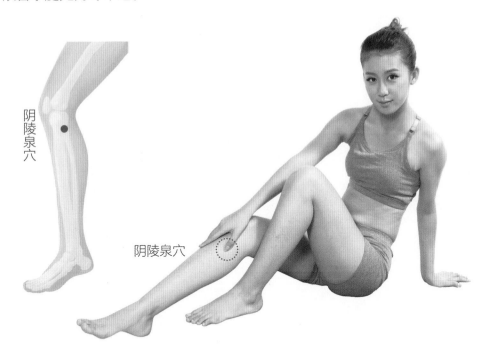

阴陵泉穴

阴陵泉穴

具体位置 胫骨内侧髁下方凹陷处。

快速取穴 拇指沿小腿内侧骨内缘向上推，到膝关节下，胫骨向内上弯曲凹陷处即是该穴位。

按摩方法 用拇指指腹用力按揉阴陵泉穴 3~5 分钟，以有酸胀感为度。

足三里穴　帮助受孕

　　足三里穴是"足阳明胃经"的主要穴位之一，中医认为，按摩足三里穴有调节机体免疫功能、调理脾胃、补中益气、扶正祛邪的作用。足三里穴与前面介绍的几个穴位共同按摩，对于气血虚弱、体质虚寒的女性，有提高受孕能力的作用。

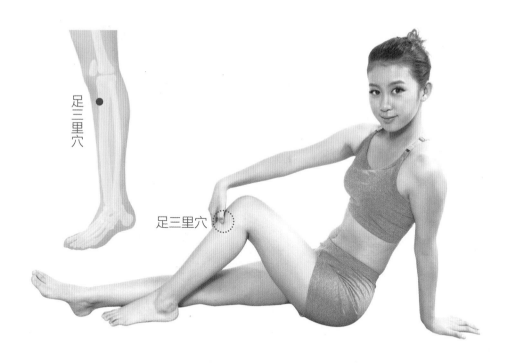

足三里穴

足三里穴

具体位置	外膝眼下3寸，胫骨前嵴外1横指处。
快速取穴	屈膝，找到外膝眼，向下量4横指，在腓骨与胫骨之间，由胫骨旁量1横指处即是该穴位。
按摩方法	用拇指抵住两侧的足三里穴，用力掐按3分钟，以有酸胀感为度。

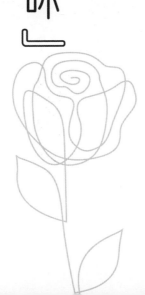

PART 1

卵巢篇
养好卵巢，
女人不易老

卵巢赋予我们「女人味」

需要多多呵护的卵巢

卵巢是个"袖珍美人"

卵巢是女孩子由青涩向成熟的"推动剂",是让女人散发魅力的"营养剂",是被赋予做妈妈的"礼物",女性的每个阶段都跟卵巢有着千丝万缕的联系。

卵巢是孕育"种子"的小仓库,其坐落在子宫两侧,输卵管后下方,由韧带吊垂着。卵巢很娇小,成熟的卵巢大小与拇指的大小相似,呈扁平的椭圆形。幼年时期的卵巢是平滑的,随着身体发育成熟,卵泡的膨大和排卵后的结痂,使卵巢表面变得凹凸不平。

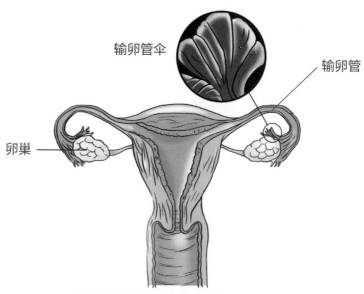

输卵管伞

输卵管

卵巢

输卵管伞能够拾起卵巢排出的卵子

● 卵巢是卵泡的“小仓库”

别看卵巢小，结构却不简单，包含结缔组织、血管、淋巴和神经，而卵泡就藏在皮质中。

胎儿20周时就拥有惊人数量的卵泡——多达700万个，随着胎儿的发育有的卵泡逐渐萎缩、消失，出生时原始卵泡约有200万个。青春期后仅有约400个卵泡，它们以每月1~2个的速度排出，就是我们常说的“排卵”。如果受孕时排出两个卵子就会生下双胞胎。

● 卵泡的成长遵循着优胜劣汰的规律

卵泡从最初的700万个，到出生时的200万个，然后又随着生长发育到400个。这个过程就像一场竞争，遵循着优胜劣汰的法则，只有优胜者才能获得“发育成熟”的机会，而其他的只能在这个过程中萎缩、消失。

● 呵护卵巢延缓衰老

卵巢也有着自己的青春期、成熟期和衰老期。女性保养卵巢，保持卵巢的健康可以延缓衰老。

卵巢三阶段的变化

12~14岁	进入青春期	拥有30万个卵泡
卵巢开始周期性排卵，每月一般只有1~2个成熟的卵子被排出，卵巢要这样不辞辛苦地工作30~40年		
20~30岁	蜕变成“熟女”	稳定拥有400~500个卵泡
这是卵巢最成熟的阶段，供给女人所需的雌激素、孕激素		
50岁左右	绝经后	卵泡耗尽
绝经后，卵巢会缩小到花生仁大小，原始卵泡耗尽，卵巢功能退化，没有能力再输送卵子。卵巢的衰老并不是在特定的时间发生，如果平时对卵巢的保养不够，有可能造成卵巢早衰		

卵巢分泌功能正常，才有"女人味"

❀ 雌激素水平影响你的"女人味"

卵巢分泌的激素有三类，主要分泌雌激素与孕激素，同时也会分泌少量雄激素。其中，雌激素是女性体内最重要的性激素，其对促进女性的性器官成熟及第二性征出现、维持正常性欲及生殖功能等具有重要作用。

各时期的雌激素水平是不同的，一般在女性30岁左右，雌激素水平达到峰值，之后开始下降。

女性不同阶段的雌激素水平

年龄段	雌激素水平
刚出生	雌激素微量，几乎测不出来
10~13岁	开始发育，皮肤变得光滑，雌激素水平开始增长
月经开始	雌激素水平明显增长
20~40岁	处于较高的雌激素水平
老年期	骨质疏松，皮肤松弛，雌激素水平开始下降

体内雌激素的平衡能让女人身材窈窕、皮肤似雪，这些是靠任何化妆品都达不到的效果。而且雌激素会随着血液循环达到全身，调节各组织器官。

● 留住"女人味"

一般女性在45～55岁的时候卵巢就开始萎缩,雌激素分泌也越来越少,变得越来越没有"女人味"。

所以,女人要会保养,保持卵巢年轻,使其正常分泌激素。下面给所有女性朋友推荐一些滋阴养卵巢的粥汤药膳,助你留住"女人味"。

黄精当归乌鸡汤

乌鸡半只,洗净切块,用热水氽烫。当归15克,黄精、枸杞子各30克,同乌鸡块一起放锅中加清水炖熟,加盐调味。

食用: 炖一次汤分2次饮用。每个月吃5次,连用3个月为一个疗程。

丹参黄豆汤

黄豆50克,丹参10克,蜂蜜适量。将丹参洗净放入砂锅中,黄豆洗净用凉水浸泡1小时。将黄豆捞出倒入锅内加水适量煲汤,至黄豆烂熟,拣出丹参,加蜂蜜调味。

食用: 吃豆喝汤,每周食用2～3次。

地黄首乌粥

鲜地黄15克,制何首乌10克,用纱布包好,加水与适量大米一起煮粥。

食用: 每天1次,20天为一个疗程。

枸杞栗子粥

枸杞子、栗子各30克,核桃仁、莲子各适量,与大米一起煮粥。

食用: 每天1次,20天为一个疗程。

多一份细心，
警惕卵巢警报

● 脸上色斑激增，小心卵巢囊肿

色斑是女性比较常见的皮肤问题，日晒、饮食不当、化妆品使用不当都可能导致长斑，但是还有一个容易被忽略的原因，那就是卵巢病变。如果某天你发现脸上色斑突然增加，最好去医院检查下卵巢功能。

因为有部分功能性的卵巢囊肿会导致内分泌紊乱，而脸上出现色斑是最典型的症状。如果是因为卵巢囊肿而长出的色斑，要慎用化妆品，含有激素成分的化妆品会加重症状。

● 没有预兆的潮热、多汗是卵巢早衰或更年期的警示

如果40岁前每天多次莫名出现潮红、潮热、多汗等症状，有时还伴随抑郁、易怒、失眠等，需要引起重视，这可能是卵巢早衰的信号。

卵巢早衰会造成雌激素水平下降，使自主神经紊乱、内分泌失调，导致潮热、多汗等一系列症状。

● 身体毛发突然增多，警惕多囊卵巢综合征

身体毛发浓密程度是因人而异的，可是如果你发现身体的毛发不正常地变多，比如嘴唇上的汗毛变重，显现出"小胡子"，腿上变得"毛茸茸"的，一定要提高警惕。

身体多毛是多囊卵巢综合征的一种表现。由于"下丘脑-垂体-卵巢轴"功能失调，导致卵巢长期不能排卵，雄激素水平增高，从而出现多毛的现象。

多囊卵巢综合征的危害

1. 不孕症。多囊卵巢综合征导致不孕多为无排卵性不孕，原因就在于卵巢囊壁过厚，导致卵子无法排出，常见表现为闭经。

2. 月经异常。主要包括月经量少或闭经（月经量少所占比例更高），有些患者还会表现为月经淋漓不断，从而引起贫血等病症。

3. 痤疮。多并发面部痤疮，出脓后会使面部落下永久瘢痕，影响容颜。

4. 恶性肿瘤。雌激素对子宫内膜的长期持续刺激容易导致内膜增生，绝经后延，易诱发子宫内膜癌。

5. 其他。多囊卵巢综合征患者患高血压、糖尿病、心肌梗死、乳腺癌等风险明显增高。

预防措施

1. 科学饮食，注意营养均衡；饮食要适量，不要过度节食；避免辛辣刺激、油腻的食物；宜清淡饮食，多吃新鲜蔬果。

2. 避免盲目服用减肥药。

3. 注意劳逸结合，加强锻炼，增强体质。

4. 保持乐观情绪、心情舒畅，避免暴怒、抑郁、过度紧张和长期焦虑。

5. 采取恰当的避孕措施，避免多次人流，也应避免长期服用避孕药。

莫名胃痛，谨防卵巢癌

很多人都会因为作息不规律、饮食不当而有胃痛的毛病，大多数人调整饮食或者作息都会好转，或者吃几片胃药也就好了。但是，经常胃痛吃药也不见好转，检查胃也没有毛病时，就要关注是不是卵巢出了问题。临床显示，如果不是胃本身的病变，久治不愈的胃痛很可能是早期卵巢癌的征兆。

温馨叮咛 ● ●

从解剖学看，卵巢在盆腔的深部，人平躺的时候触摸不到卵巢，一般的按摩很难发现问题。中医认为，经常按摩关元穴（见130页）可以补充人体元气，调节内分泌，呵护卵巢，促进乳房的正常发育。

卵巢衰老是阴道干涩的重要原因

阴道干涩是常见的女性问题,引起阴道干涩的原因很多,卵巢衰老是其中重要的一个原因。卵巢衰老使分泌的雌激素减少从而导致阴道的血流和润滑减少,阴道干涩。随着年龄的增长,更年期女性的卵巢进入生理性衰老期,充满活力的卵巢开始萎缩,更容易出现阴道干涩的症状。

阴道干涩

↑

卵巢衰老

发怒、抑郁、精神压力   环境污染、辐射、不良饮食习惯   年龄   吸烟、酗酒、经常熬夜

温馨叮咛 ● ● ●

千万别忽视卵巢囊肿发出的6个信号

1. 开始痛经或者痛经持续加重。卵巢囊肿会引起痛经,但并不是引起痛经的唯一原因。
2. 总是如期而来的月经,突然变得没有规律。
3. 一直备孕都没能怀上。卵巢囊肿是导致不孕症的一个病因。
4. 运动或者静坐后站起,感到小腹疼痛。这是因为囊肿积液在重力作用下使卵巢下垂,运动时会有一种坠痛感。
5. 尿频或排尿困难,多是因为较大的囊肿挤压到了膀胱。
6. 晨起腹部摸到包块。

女人养护卵巢的
四个重要阶段

青春期：卵巢发育的关键时期

青春期是卵巢发育的关键时期。女孩子的初潮是开始进入青春期的标志，此时卵巢功能尚不健全，进入青春期后，卵巢发育成熟，开始周期性排卵。

青春期的卵巢保养

1. 饮食多样化，多摄取含有优质蛋白的食物，满足卵巢发育的营养需求。
2. 加强体育锻炼，为卵巢的生长提供健康的环境。
3. 月经期注意卫生，避免感染，适量运动，避免劳累。

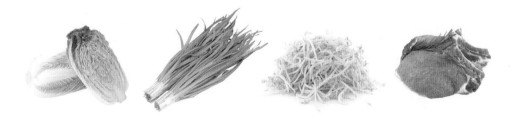

青春期的女孩可以多吃大白菜、韭菜、豆芽、瘦肉及各类豆类食物，多喝水。同时要注意少吃过咸的食物，也要控制高糖、高脂食物的摄入量。

婚育期：卵巢工作最忙碌的时期

进入婚育期，女性的卵巢功能已经完全成熟，此时是卵巢最忙碌的时期，重复着排卵与分泌激素的周期性变化，长达30年之久。

婚育期的卵巢保养

1. 合理膳食, 不要酗酒。

2. 养成良好的生活习惯, 保证充足的睡眠时间, 不要熬夜。

3. 养成运动习惯, 让卵巢充满活力。

4. 学会减压, 保持放松、乐观的心情。

● 更年期: 卵巢功能衰退需要格外呵护

45~55岁的女性进入更年期, 这是女性逐渐步入衰老的一个阶段。此时期卵巢逐渐退化、萎缩变小, 卵巢功能也开始衰退, 由于雌激素的缺乏, 更年期女性常出现潮热、出汗、抑郁、烦躁等症状。绝经后, 体内雌激素的减少会加速骨质流失, 内脏功能也会逐渐衰竭。

更年期的卵巢保养

1. 大豆及其制品是更年期女性应增加食用的食物。因为更年期女性卵巢衰退最大的影响就是缺乏雌激素, 大豆中富含大豆异黄酮, 是食补的好选择。

2. 培养情志, 开阔心胸, 调整好心态才能更好地度过更年期。

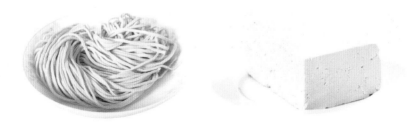

● 老年期: 适当补充雌激素

自然规律是不可避免的, 女人终究会进入老年期, 卵巢经过衰退、萎缩, 最终不再排卵, 随之而来的是皮肤松弛、皱纹增多等生理现象。

老年期的卵巢保养

除了日常饮食中多摄入植物雌激素, 这个时期还可以适当补充药物雌激素, 不仅可以调节身体上的不适, 还能减缓衰老的步伐。补充药物雌激素要谨遵医嘱, 并且要定期随访, 绝不能自己盲目使用。

PART 2

吃出健康卵巢和美丽

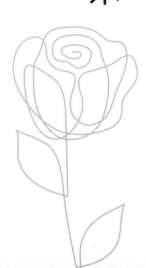

黑米 延缓卵巢早衰

黑米营养价值和药用价值丰富，被称为"黑珍珠"。黑米富含花青素，属于抗氧化物质，能帮助延缓卵巢早衰。

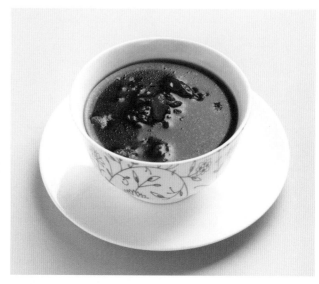

温馨叮咛 ● ● ●

黑米外部有坚韧的种皮包裹，不易煮烂，若不煮烂多食易引起急性肠胃炎。因此黑米食用时要煮烂，而且不宜食用过多。

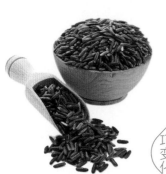

黑米红枣粥

材料 黑米80克，红枣30克，枸杞子10克。

调料 白糖适量。

做法

1 黑米洗净，提前一晚浸泡；红枣、枸杞子洗净备用。

2 锅中倒入适量清水煮沸，放入黑米继续煮沸后，加入红枣，煮30分钟至黏稠时，加入枸杞子继续煮5分钟，用白糖调味即可。

其他功效

黑米含有的花青素可以清除自由基，有助于抗衰老；花青素属于黄酮类化合物，其有助于维持血管正常渗透压，减轻血管脆性，预防血管破裂和止血。

巧变化 养生美味 取黑米300克，淘净，沥干，炒至米粒露出白心，凉凉，密闭存放。食用时，取适量冲入开水，闷15分钟，趁温热饮用，有补气养肾、扶正固本的作用。

黑豆

促进卵巢发育

黑豆性平,味甘,归脾、肾经。黑豆中富含植物雌激素、维生素E和蛋白质,能促进卵巢发育,有助于维持卵巢健康。黑豆中的花青素含量也较高,具有美容养颜的功效,对月经不调、闭经等也有改善作用。

温馨叮咛

黑豆不宜生吃,生吃易胀气。另外,在食用黑豆时,不要将黑豆的皮去掉,因为黑豆的皮富含花青素,有抗氧化的作用,对保持卵巢健康有益。

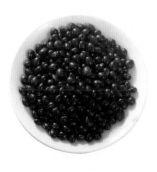

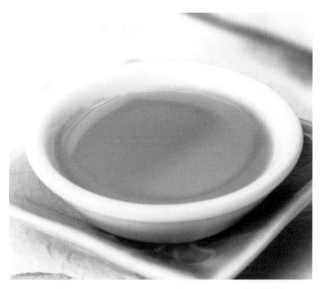

黑米黑豆豆浆

材料 黑豆60克,黑米20克,花生仁、黑芝麻各10克。

调料 白糖适量。

做法

1 黑豆泡10小时,洗净;黑米泡2小时,洗净;花生仁、黑芝麻洗净。

2 将所有食材一同倒入豆浆机中,加适量饮用水,按下"豆浆"键,等提示豆浆做好,加白糖调味即可。

其他功效

黑豆入肾,具有健脾利水、补气养血、滋补肾阴的作用,能够缓解身体疲劳,平心静气,调节免疫力。对女性而言,食用黑豆可以改善肾虚症状,缓解下腹阴冷及白带异常等,还有助于缓解尿频、腰酸等症状,更是润泽皮肤、乌须黑发的佳品。

绿豆　帮助身体排毒

绿豆性寒，味甘，归心、胃经，绿豆中含有球蛋白类蛋白质、磷质、B族维生素，有清热消暑、利水、解毒的作用。而且，绿豆中的活性物质具有抗氧化作用，能帮助降低卵巢癌的发生率。

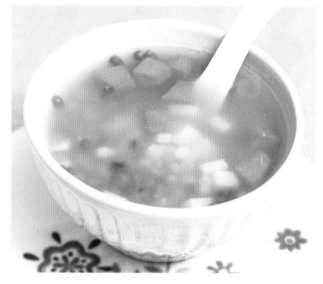

温馨叮咛 ● ● ●

不要用铁锅煮绿豆，铁锅会使绿豆汤变成黑色，这是因为绿豆中含有鞣酸，鞣酸能和铁发生化学反应，生成黑色的鞣酸铁。其不但影响味道，还可能引起肠胃不适。

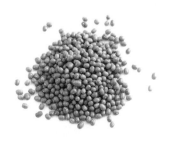

南瓜绿豆汤

材料　绿豆30克，南瓜150克，山药50克。

做法

1　绿豆洗净；南瓜去皮除子，用清水洗净，切小块；山药洗净、去皮，切小块。

2　锅内放清水烧沸，先下绿豆煮沸2分钟，淋入少许凉水，再煮沸。

3　将南瓜块、山药块下锅，盖上盖，煮沸后改小火煮约30分钟，至绿豆开花即可。

其他功效

绿豆能清热解毒、活血化瘀，可治暑天发热及伤于暑气的各种疾病。

牛肉　补蛋白、促进修复

牛肉性平，味甘，归脾、胃经。牛肉含有丰富的优质蛋白和锌，且脂肪含量低，能提高抗病能力，减少卵巢疾病的发生。除此之外，牛肉含有丰富的铁，有助于补充失血、修复组织等。

温馨叮咛 ● ● ●

牛肉性偏热，口舌生疮、有内热的人应少吃，以防助热生痰。

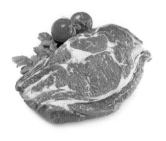

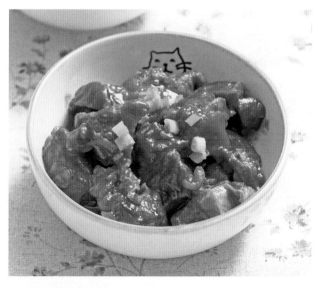

番茄烧牛肉

材料　牛肉250克，番茄150克。

调料　酱油、盐、葱末、姜末、料酒各适量。

做法

1 牛肉洗净，切块；番茄洗净，去皮，切块。

2 锅内倒油，放入牛肉块，倒入酱油，炒至变色，放入葱末、姜末、料酒，略拌炒后，加水浸过牛肉，煮开后转小火烧1小时，放入番茄块、盐，用小火把牛肉炖烂，撒葱末即可。

其他功效

牛肉有"肉中骄子"之称，其蛋白质含量高、脂肪含量低，且含有肉碱和肌氨酸，能促进脂肪代谢和脂肪燃烧，对健身减脂的女性来说是非常不错的选择。

茄子 活血化瘀

茄子性凉,味甘,归脾、胃、大肠经,有活血化瘀的功效,能促进经血排出,维护卵巢健康。

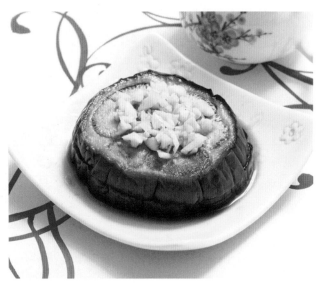

温馨叮咛 ◆ ◆ ◆

茄子的吃法荤素皆宜,既可炒、烧、蒸、煮,也可凉拌、做汤。茄子既可以搭配蔬菜,也可以搭配肉类。秋后的老茄子含有较多茄碱,对人体有害,不宜多吃。

清蒸茄子

材料 茄子500克,蒜末20克。
调料 盐、酱油各适量。
做法
1 茄子洗净,切大片。
2 油烧热,炒香蒜末,加酱油,淋在茄子上,隔水用大火蒸30分钟即可。
其他功效
茄子富含芦丁,有助于软化血管、增强血管弹性,降低毛细血管脆性及渗透性,有助于调节高血压、动脉硬化等症。

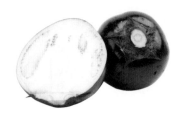

木耳 补血排毒增气色

木耳性平，味甘，归肺、脾、大肠、肝经。木耳含有丰富的植物胶质，具有良好的吸附能力，可清洁血液、促进肝脏排毒。

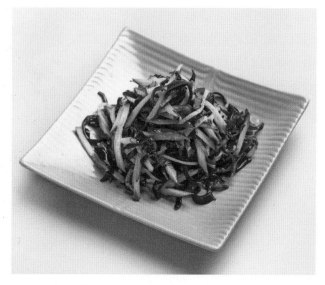

温馨叮咛 ● ● ●

木耳如果长时间浸泡，且外部环境不干净，容易导致致命毒素米酵菌酸的产生。一般来说，木耳用冷水泡1~2小时就可以，不宜超过4小时。如果泡发超过24小时，就不要吃了，特别是在炎热、易滋生细菌的夏季。

木耳拌黄瓜

材料　水发木耳、黄瓜各100克。
调料　醋、白糖、盐各适量。

做法

1　木耳择洗干净，入沸水中焯1分钟，捞出沥干水分，凉凉切丝；黄瓜洗净，去蒂，切丝。

2　取小碗，放入醋、白糖、盐搅拌均匀，制成调味汁。

3　取盘，放入黄瓜丝和木耳丝，淋上调味汁拌匀即可。

其他功效

木耳多糖可以抑制肝脏脂肪的累积；黄瓜也有不错的降脂作用。二者搭配可以预防脂肪肝。

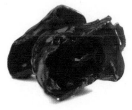

取干木耳5克，红枣10枚。干木耳洗净泡发后，与红枣一起煮汤服用。每日1次，连服10天。有健脾、补血、调经的功效。

海带

减少卵巢疾病的发生

海带性寒，味咸，归胃、肝、肾经。海带含碘丰富，碘是人体内合成甲状腺激素的主要材料，且可以促进卵巢的生长发育，还可减少卵巢疾病的发生。

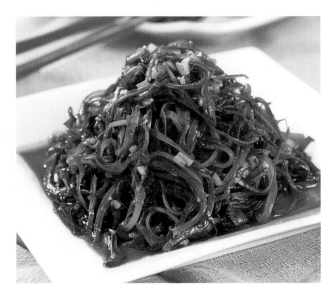

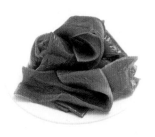

麻辣海带

材料 水发海带300克。

调料 香菜碎、蒜末、酱油、辣椒油各适量。

做法

1 海带洗净，切丝，入沸水中煮10分钟，捞出，凉凉，沥干水分。

2 取盘，放入海带丝，用香菜碎、蒜末、酱油、辣椒油调味即可。

其他功效

海带富含多不饱和脂肪酸和膳食纤维，有助于清除附着在血管壁上的胆固醇，促进胆固醇的排出。海带含有甘露醇，具有利尿作用，有助于降压。

苹果

助力卵巢功能

苹果性凉，味甘酸，归脾、胃经。苹果中独有的苹果多酚，有较强的抗氧化作用，可以减轻皮肤炎症反应，抑制黑色素生成。此外，苹果还含有维生素C，有助于提升卵巢功能。

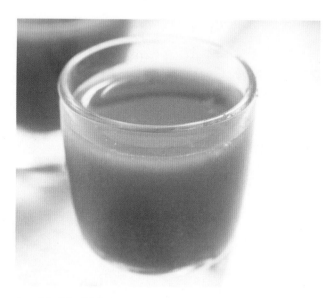

温馨叮咛 ◆ ◆ ◆ ◆

苹果中的维生素、果胶、抗氧化物质等营养成分主要在皮和近核部分，但是现在的水果皮中农药残留较严重，如果实在不放心，也可以去皮食用。

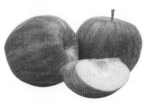

绿茶苹果饮

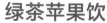

材料　苹果300克，绿茶粉15克。

调料　蜂蜜适量。

做法

1 苹果洗净，去核，切小丁，放入果汁机中，加入适量饮用水和绿茶粉搅打。

2 苹果汁打好后倒入杯中，加蜂蜜调味即可。

其他功效

苹果富含维生素C和膳食纤维，能滋养皮肤，与含有抗氧化剂的绿茶粉一同饮用，可强化功效，延缓衰老，美白皮肤。

巧变化 养生美味　苹果还可以搭配橙子、香蕉、猕猴桃等榨成果汁，替代碳酸饮料饮用更健康。

猕猴桃 帮助卵巢保持活力

猕猴桃性寒，味甘、酸，归脾、胃经。猕猴桃除了富含维生素C，还含有多种氨基酸和矿物质，有助于分解体内堆积的毒素，保持卵巢的活力。

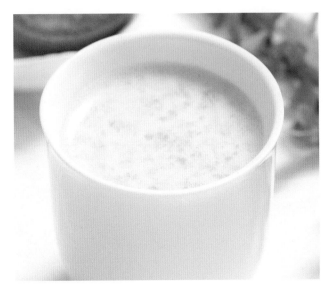

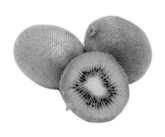

猕猴桃橘子汁

材料 猕猴桃150克，橘子100克。

调料 蜂蜜适量。

做法

1 猕猴桃去皮，切小块；橘子去皮除子，切小块。

2 将所有食材一同放入榨汁机，加入适量饮用水搅打成汁，加蜂蜜调味即可。

其他功效

猕猴桃含有维生素E和维生素K，对瘦身、美容有益；所含的叶酸能预防胎儿的神经管畸形。

PART 3

28天神奇卵巢保养术

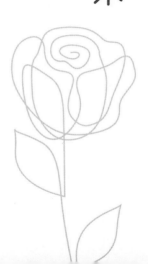

1~7天：
清理毒素，为健康清路障

　　每个人的体内都有毒素，自身新陈代谢、外部环境污染，都可能是体内毒素的来源。毒素可能存在于身体的任何地方，比如皮肤、肠胃或者卵巢，会不同程度地影响身体健康。保养卵巢首先要从排毒开始，为后期的卵巢保养打好良好的基础。

苦味蔬菜助卵巢排毒

　　一般苦味蔬菜都有解毒的功能，比如苦瓜，能够激发人体免疫系统的防御功能，提高免疫细胞的活性，有助于清除体内毒素。用苦瓜泡茶或榨汁来喝，排毒的功效也非常好。

木耳、芹菜是卵巢清洁排毒的好手

　　木耳中富含膳食纤维，能促进肠道蠕动，帮助身体排出不利于消化吸收的物质。

　　芹菜含有利尿成分，可以促使体内的毒素通过尿液排出体外，从而清理卵巢中的毒素。芹菜中也富含膳食纤维，能刺激肠道蠕动，加速身体废物的排出，避免脂肪堆积。

睡觉也能轻松排毒

　　成年人每天应该保证7~8小时的睡眠时间，但是很多女性因为加班、生活压力等各种因素长期睡眠不足，这也让卵巢无法休息而积存大量毒素。所以，保证充足且良好的睡眠是给卵巢排毒的好方法。

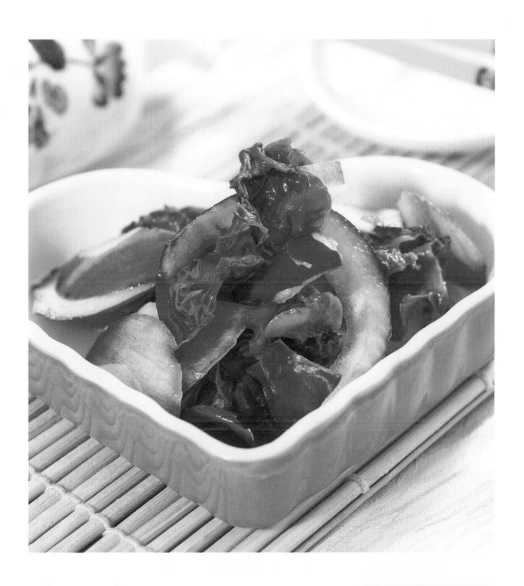

木耳拌洋葱 清热凉血，补肝益肾

材料　水发木耳80克，洋葱1/2个。

调料　盐、醋、香油各适量。

做法

1 水发木耳择洗干净，撕成小朵，用沸水焯烫，捞出，过凉，沥干水分；洋葱择洗干净，切小片。

2 取小碗，加盐、醋、香油搅拌均匀，制成调味汁。

3 取盘，放入洋葱片和焯好的木耳，淋入调味汁拌匀即可。

Tips

木耳可清热凉血，补肝益肾；洋葱富含硒，可以抗氧化。二者搭配有助于清理毒素。

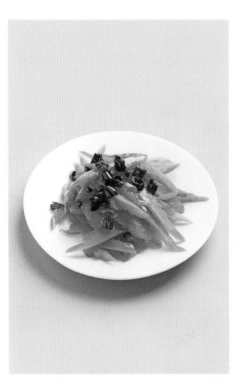

凉拌苦瓜 帮助清除体内有害物质

材料 苦瓜350克。

调料 盐、白糖各2克，蒜末、醋各4克，花椒、干辣椒段各适量。

做法

1 苦瓜洗净，切开，去瓤，切片，焯熟后捞出过凉，控干。

2 将苦瓜片和蒜末、盐、白糖、醋拌匀。

3 锅置火上，倒油烧热后放入花椒、干辣椒段煸炒出香味，淋在苦瓜片上即可。

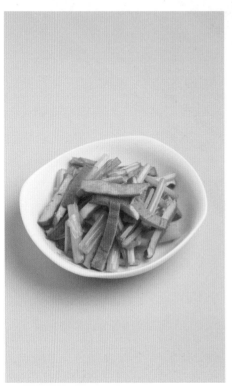

香干炒芹菜 补钙，促代谢

材料 芹菜250克，豆腐干（香干）300克。

调料 酱油适量。

做法

1 芹菜择洗净，切长段；豆腐干洗净，切条。

2 炒锅置火上，倒油烧至七成热，下芹菜段煸炒，再放入豆腐干条炒拌均匀，出锅前加酱油调味即可。

8~14天：
调养五脏，从基础养护卵巢

身体每个部位都息息相关，卵巢与五脏的位置非常近，想要保养卵巢可以从保养五脏开始，会达到事半功倍的效果。

● 排肝毒养卵巢

肝脏是身体里重要的解毒器官，肝脏可以过滤身体中的毒素，如果肝功能异常，必然会对卵巢构成威胁。相反，肝功能健康，排毒顺畅也是给卵巢减轻负担。

晚23点至次日凌晨1点为肝脏排毒的旺盛期，此时段不要熬夜，应让身体进入睡眠状态，使肝脏完成废物代谢。

● 排肺毒养卵巢

肺部毒素累积，卵巢也会受连累。因为肺部累积过多毒素会造成体内气虚，导致经期提前、月经量大，长此以往容易造成卵巢早衰。

常吃木耳、莲藕、百合、萝卜、葡萄等，有利于帮助肺部排毒。

● 养好肾就是养卵巢

肾脏和卵巢是掌控女性衰老的主要器官，它们共同决定着内分泌系统功能，二者紧密相连，养好肾有助于养卵巢。

中医认为"肾主骨、生髓，髓能化生血液"，表明了肾与血液之间的密切关系。肾虚容易使造血功能下降，月经量减少、拖后。

● 养好脾胃也是养卵巢

中医上讲"脾是后天之本"，我们吃进去的五谷杂粮靠脾胃消化吸收，再将得到的营养物质运送到全身，滋养各器官。如果脾胃虚弱，就会没有气力运化营养物质，卵巢得不到足够的营养，就会影响其生长发育。

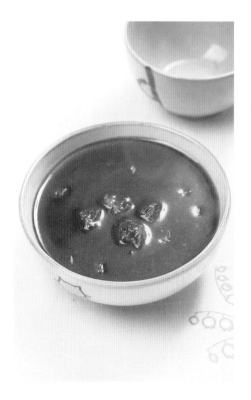

黑米桂圆粥 补肾益精

材料 黑米50克，桂圆肉12克。

调料 红糖适量。

做法

1 黑米洗净，放入锅中，加适量清水，大火煮沸后，转小火煮至八成熟。

2 加入桂圆肉，继续煮至黏稠，加红糖调味即可。

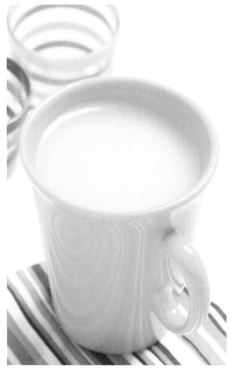

糯米莲子山药糊 健脾益气

材料 糯米60克，莲子、山药、红枣各20克。

调料 蜂蜜适量。

做法

1 糯米淘洗干净，用清水浸泡2小时；莲子去心，洗净，用清水浸泡2小时；山药洗净，去皮，切块；红枣洗净，去核。

2 将上述食材倒入豆浆机中，加水至上下水位线之间，按下"米糊"键，煮至豆浆机提示米糊做好，加入蜂蜜搅拌至化即可。

番茄炒鸡蛋 护肝养肝

材料 番茄200克，鸡蛋2个。

调料 盐2克。

做法

1 番茄洗净，切块。

2 鸡蛋冲洗，磕开打散，炒熟备用。

3 锅烧热，倒少许油，放入番茄块翻炒约2分钟，加入炒熟的鸡蛋，加盐调味，翻炒1分钟即可。

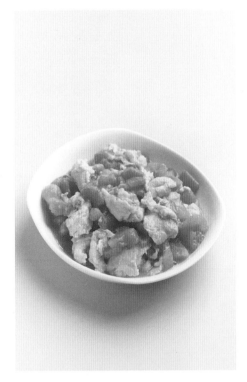

芋头烧鸭 补虚护肾

材料 芋头250克，鸭腿300克。

调料 大料、老抽、白糖、葱段各适量，盐2克。

做法

1 芋头去皮洗净，切滚刀块；鸭腿切块，洗净，沥干水分。

2 锅内放油烧热，下芋头块煎至表面微黄，盛出；烧热锅内余油，倒入鸭腿块翻炒至表面微黄，再放芋头块、老抽、白糖炒至上色，加热水、大料、葱段、盐烧开，焖熟即可。

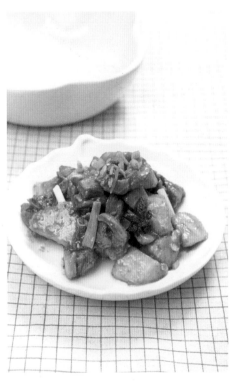

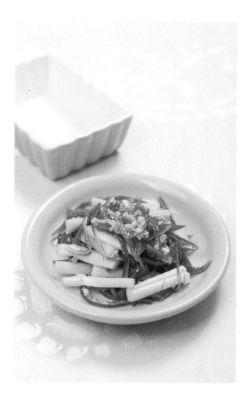

芹菜拌海带 降脂排毒

材料 鲜海带100克，芹菜80克，海米10克。

调料 醋、香油、盐各适量。

做法

1 海带洗净后切丝；海米泡发，洗净后切碎；芹菜洗净后切成段。

2 海带和芹菜分别放入沸水中焯一下，捞出沥干；海米、海带和芹菜段一起放入料理盆内，加醋、香油、盐拌匀即可。

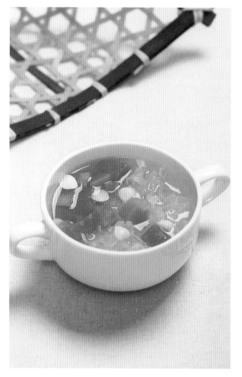

木瓜银耳羹 延缓卵巢功能衰退

材料 水发银耳50克，木瓜350克，杏仁10克。

调料 冰糖适量。

做法

1 杏仁去外皮，洗净；木瓜洗净，去皮除子，切块。

2 将上述材料一起放入炖煲内，加适量开水、冰糖炖煮20分钟即可。

枣杞煲猪肝 气血双补

材料 猪肝150克，红枣6颗，枸杞子10克。

调料 葱花10克，盐2克，料酒5克。

做法

1 猪肝去净筋膜，洗净，切片；红枣、枸杞子洗净。

2 砂锅置火上，放红枣、枸杞子和清水一起煲，水开后下入猪肝，用大火煮5分钟左右，加盐、料酒调味，撒上葱花即可。

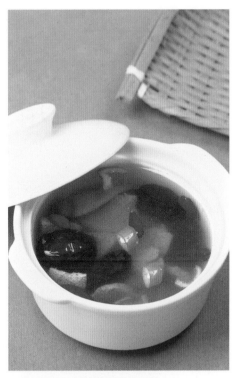

葡萄黑芝麻酸奶 养肝排毒

材料 葡萄80克，苹果120克，酸奶150克，熟黑芝麻5克。

做法

1 苹果洗净，去核，切小块；葡萄洗净，去子。

2 将苹果、葡萄、熟黑芝麻放入榨汁机中，加酸奶榨成汁即可。

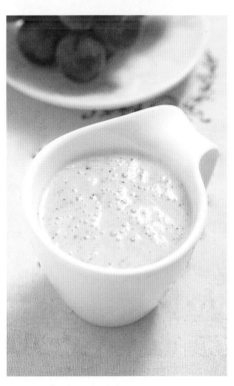

15~21天：
运动调养，增强卵巢活力

卵巢经过2周的保养已经达到了一个比较好的状态，第3周可以开始练习卵巢保养操，给卵巢注入新的活力。

🌸 呼吸运动

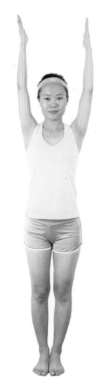 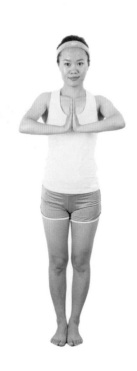 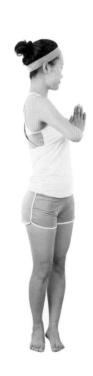

1. 吸气，双手尽量向上伸展，保持5秒。

2. 呼气，双手合十，向下收到胸前，保持5秒，均匀呼吸。

3. 呼气，扭转腰部，左右各一次保持5秒，均匀呼吸。

🌸 全身运动

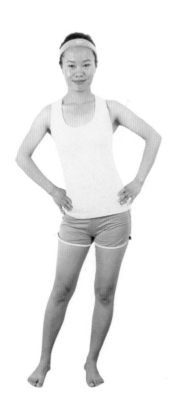

2. 站直，慢慢向下弯腰，直到双手能抱住小腿的程度。

> 有利于身体的气血循环，促使卵巢正常分泌激素，还有助于缓解紧张情绪。

1. 以腰部为支点，用臀部顺时针画圈15次，再逆时针画圈15次。

> 促进全身细胞活力，防止卵巢早衰。

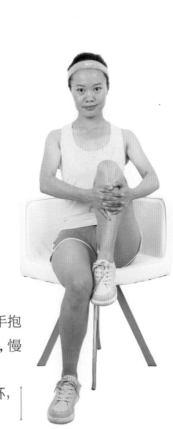

3. 找一把椅子，正坐。吸气，双手抱右膝，靠近右腹部，保持15秒；呼气，慢慢还原。换左腿再做一遍。

> 帮助按摩内脏器官，促进腹部血液循环，温补子宫、卵巢。

瑜伽运动，缓解痛经和月经不调

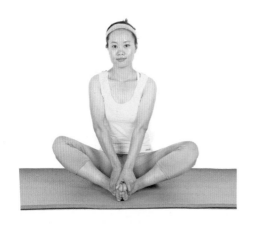

1. 坐直，双脚脚后跟和脚掌相对，双手抱住脚趾，尽量把脚后跟贴近会阴部，保持此姿势深呼吸5次。

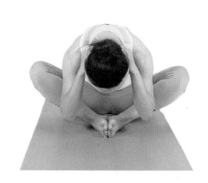

2. 呼气，身体前倾，双肘放在脚前，保持15秒。

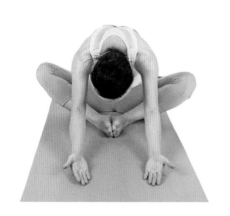

3. 手掌朝上，向前伸，尽量将额头贴近地面，再慢慢将下巴放在地面上，调整呼吸，保持15秒。

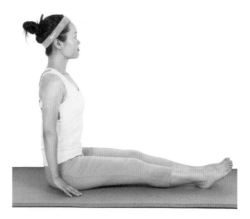

4. 慢慢吸气恢复原坐姿，伸腿放松。

🌸 半月式瑜伽，增强卵巢活力

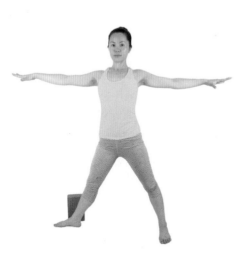

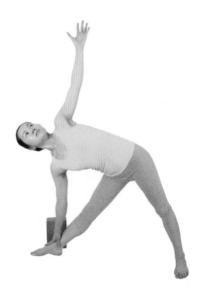

1. 双脚较大幅度分开，站立，双臂伸直侧平举。

2. 呼气，身体向右侧拉伸，右手放在脚踝处。如果触不到脚踝，可以放在小腿处。

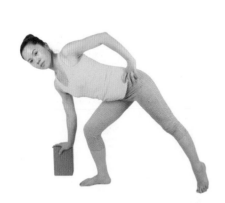

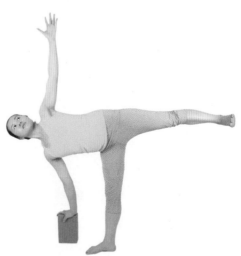

3. 吸气，屈右膝，左脚跟进一步，左手叉腰，右手放在竖放的瑜伽砖上。

4. 呼气，右手支撑在瑜伽砖上，左腿抬起与身体保持水平，左臂向上伸直。

22~28天：给卵巢放个假

卵巢经过3周的饮食、运动调养之后，现在最需要做的就是巩固之前的成果，让健康状态更好地保持下去。这一周，我们可以给卵巢放个假，调节生活方式，给卵巢创造一个安逸的环境。

● 多吃富含叶酸、维生素C和维生素E的食物

叶酸是一种水溶性的B族维生素，主要存在于绿叶蔬菜、动物内脏、蛋黄、柑橘类水果等。研究显示，常吃叶酸含量高的食物，有助于预防卵巢癌。

除了叶酸，维生素C和维生素E也有助于减少卵巢癌的发病率。对于维生素C和维生素E缺乏的人，可以按照医嘱适量服用补充剂。

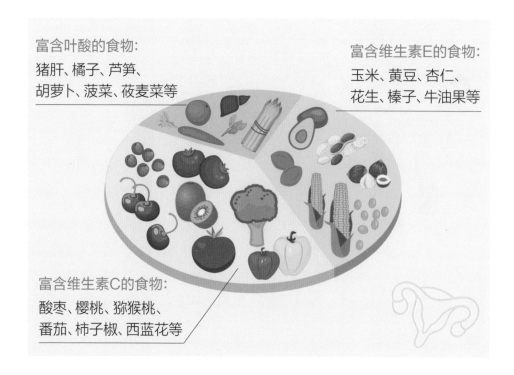

富含叶酸的食物：
猪肝、橘子、芦笋、
胡萝卜、菠菜、莜麦菜等

富含维生素E的食物：
玉米、黄豆、杏仁、
花生、榛子、牛油果等

富含维生素C的食物：
酸枣、樱桃、猕猴桃、
番茄、柿子椒、西蓝花等

花生红枣猪蹄汤 呵护卵巢健康

材料 猪蹄3只,红枣50克,红皮花生仁250克。

调料 葱段、姜丝、盐各适量。

做法

1 猪蹄去毛洗净,放入姜丝,加水小火熬煮3小时。

2 倒入洗净的花生仁、红枣,一起煮1小时,加盐调味,撒上葱段即可。

用法 早晨以及睡前空腹饮用;月经期过后连服2周,下个经期完后再服用,如此连服3个月经周期。

其他功效

补气血、补肝肾、暖子宫,补充卵巢营养,提高雌激素水平。

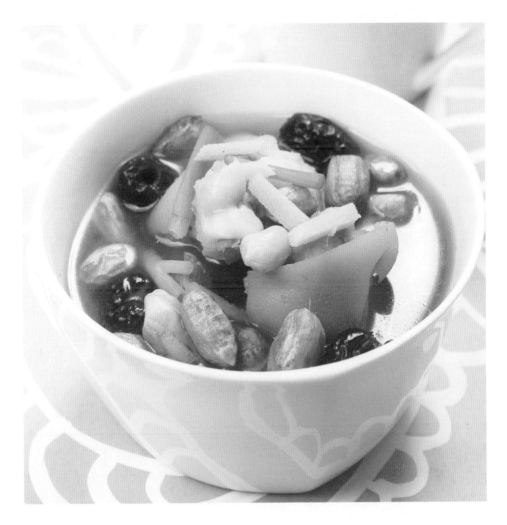

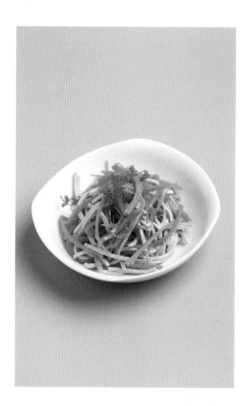

豆腐丝拌胡萝卜 补充钙

材料 胡萝卜200克,豆腐丝100克。

调料 盐2克,香菜、香油各适量。

做法

1 豆腐丝洗净,切短段,放入沸水中焯透;胡萝卜洗净,切细丝,放入沸水中焯一下。

2 将胡萝卜丝、豆腐丝放入盘内,加盐、香菜和香油拌匀即可。

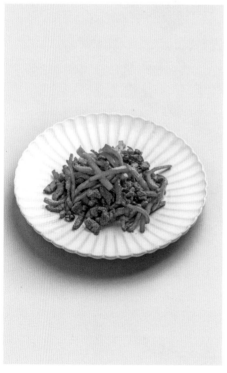

青椒炒肉丝 补充维生素C

材料 猪瘦肉150克,柿子椒(即青椒)200克。

调料 酱油、淀粉、料酒、豆瓣酱各适量。

做法

1 猪瘦肉洗净,切丝,加入料酒、淀粉拌匀;柿子椒洗净,去蒂及子,切丝。

2 锅内加油烧八成热,加入豆瓣酱,炒香后加入肉丝,肉丝断生后加酱油翻炒均匀,放入柿子椒丝翻炒片刻即可。

松仁玉米 补充维生素E

材料 玉米粒300克，松子仁50克，
柿子椒、红彩椒各20克。

调料 盐2克。

做法

1 柿子椒、红彩椒分别洗净，去蒂及子，
切成小丁；玉米粒放入沸水中煮至八
成熟，捞出沥干水分。

2 松子仁放锅里，用小火不断翻炒焙
香，盛出备用。

3 锅内倒油烧至七成热，下柿子椒丁、
红彩椒丁、玉米粒炒熟，放入松子
仁，加盐调味即可。

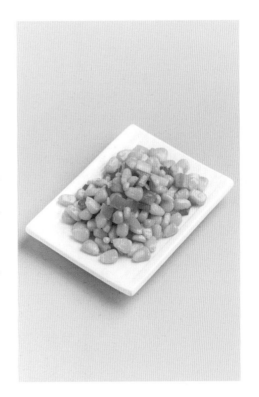

乌鸡山药汤 疏肝调经

材料 净乌鸡1只，山药150克，枸杞
子5克。

调料 葱段10克，料酒15克，姜片5克，
盐2克。

做法

1 净乌鸡冲洗干净，放入沸水中焯烫一
下；山药洗净，去皮，切块；枸杞子
洗净。

2 锅置火上，倒油烧至七成热，炒香葱
段、姜片，放入乌鸡、料酒和适量清
水，大火烧开后转小火煮至乌鸡八成
熟，下入山药煮至熟软，加枸杞子略
煮，加盐调味即可。

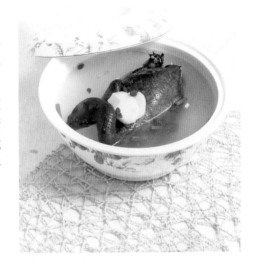

给卵巢补充营养

🌸 银耳枸杞粥　调理卵巢早衰

材料　干银耳5克，枸杞子、茉莉花各10克，鸡肝、大米各80克。

做法

1 干银耳水发后撕成小朵；鸡肝洗净，焯烫后捞出，切薄片。

2 将银耳、鸡肝片连同大米一起煮粥，煮至六成熟时加枸杞子，煮至米熟，加茉莉花即可。

🌸 灵芝炖猪蹄　滋养卵巢，润泽皮肤

材料　猪蹄1只，灵芝15克。
调料　葱段、姜片、料酒、盐各适量。

做法

1 猪蹄洗净，焯烫后捞出，切块；灵芝切片。

2 先用油煸香葱段、姜片，放入猪蹄块，加料酒翻炒，放灵芝片，放适量清水，大火煮沸后用小火炖至猪蹄熟烂，加盐调味即可。

🌸 太子参花胶汤　滋阴降火，保养卵巢

材料　猪瘦肉、鱼鳔（花胶）各50克，太子参、枸杞子各10克，生地黄5克。
调料　盐适量。

做法

1 鱼鳔用清水泡软，切条；猪瘦肉洗净，切丝；太子参、枸杞子、生地黄用清水洗净，备用。

2 将所有食材放入砂锅中，加适量水，用小火煮2小时，加盐调味即可。

🌸 茯苓冬瓜鸭汤　调节免疫力

材料　鸭腿1只，冬瓜200克，茯苓15克。
调料　姜片5克，盐适量。

做法

1 茯苓洗净；冬瓜去皮除子后切片；鸭腿去皮，剔肉切块，沸水焯去血水。

2 姜片用油烹香后捞出备用，鸭肉块入烹过姜的油中煸出香味，然后将茯苓、姜片一同入锅加适量清水大火煮开后，转小火煮30分钟，加冬瓜片煮熟，加盐调味即可。

PART 4

私密处的隐患，
医生教你
提前诊断

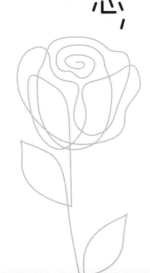

卵巢囊肿，每个女人都可能有

一名年轻的女士来就诊，一脸惊恐地说："大夫，我好几个月月经都不正常，小腹痛，白带还有异味，是不是卵巢癌？"听了她的症状描述，我初步判断可能是卵巢囊肿，随后安排她去做了相关检查，检查结果出来，果然是轻度卵巢囊肿，无须做手术。

医生解答

卵巢囊肿属于卵巢肿瘤，常见于20~50岁的女性，在临床上多表现为小腹疼痛、小腹不适、白带增多、白带色黄、白带异味、月经不调，有时会发生性交痛。

每个女性都可能存在卵巢囊肿，只是程度轻重不一。卵巢囊肿可以分为生理性和病理性，生理性卵巢囊肿调理后可能自己消失；病理性卵巢囊肿可能就需要手术治疗了。

一般来说，绝经前无症状卵巢囊肿多为功能性囊肿，无须治疗可自行消退或无明显变化。直径<10厘米的话可观察，经观察后囊肿不消失或继续增大，排除生理性囊肿后，可酌情手术；直径≥10厘米的卵巢囊肿建议遵医嘱进行手术治疗。

后来了解到，事例中的患者之前一直都没把自己的症状放在心上，自认为是工作压力大所致，偶然听同事说有朋友得了卵巢癌才赶紧来医院检查。如果出现上面提到的症状，可能是卵巢或子宫发出的警示，应引起重视，及时到医院进行检查，如果有问题，早发现、早治疗。

一定要重视盆腔炎

很多人一听到"炎症"都觉得不是大毛病，"消炎"不就好了吗？如果是平常的咽喉炎、鼻炎，自己对症下药可能就能好。但如果是盆腔炎，那一定要重视。女性盆腔包括子宫、卵巢、输卵管等，盆腔的炎症可能局限于一个部位，比如单纯的卵巢炎、子宫内膜炎，也可能同时累及多个部位，比如输卵管卵巢炎，最终导致不孕的临床病例不在少数，严重者可危及生命。

医生解答

盆腔炎是妇科临床常见病，是指女性内生殖器(子宫、输卵管、卵巢)及其周围结缔组织、盆腔覆膜发生的炎症，可分为急性盆腔炎和慢性盆腔炎。急性盆腔炎若没有及时治愈，则有可能转变为慢性盆腔炎。

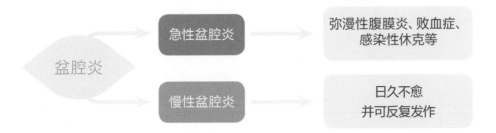

急性盆腔炎

根据病变部位的不同，急性盆腔炎又分为急性子宫内膜炎、急性输卵管炎、输卵管积脓、输卵管卵巢脓肿、急性盆腔腹膜炎等。发病比较急，病情重，一旦发病，病势进展迅速。盆腔炎的症状千差万别，有的症状非常轻微，有的表现为剧烈腹痛、高热甚至感染性休克。大部分盆腔炎患者会有下腹痛症状以及发热，伴有臭味的脓性白带、性交痛、排尿痛、不规则阴道出血等。

诱发因素

1. 产后或流产后感染。

2. 宫腔内手术，如刮宫术，子宫输卵管造影术等操作后感染。

3. 经期使用不洁的卫生巾、经期性生活等。

4. 不洁性生活史，过早性生活，多个性伴侣等导致感染性疾病传播。

5. 邻近器官炎症，如阑尾炎。

患了急性盆腔炎要卧床休息，不要过于劳累，做到劳逸结合，节制房事，以避免症状加重。遵医嘱足量、足疗程治疗。经医生检查确定治愈后才能停药。

慢性盆腔炎

急性盆腔炎没有彻底治疗，在患者体质较差的情况下，急性盆腔炎的病程可迁延及反复发作，造成慢性盆腔炎。慢性盆腔炎病情较顽固，可导致月经紊乱、白带增多、腰腹疼痛、不孕等。

远离盆腔炎的4大措施

1. 养成良好的阴部清洁习惯，保持会阴部清洁、干燥。每晚用流动的温水清洗外阴，不要用肥皂或各种洗液等清洗外阴，以免影响阴部的自身防御机制。不可用手掏洗阴道内，更不建议冲洗阴道内，以免引起阴道内菌群失调，导致急性盆腔炎。要勤换内裤，不穿紧身、化纤材质的内裤。

2. 注意经期卫生、性生活卫生。避免经期性生活、游泳、盆浴，不要使用不洁卫生巾。初次性生活年龄小，有多个性伴侣、性生活频繁以及性伴侣有性传播疾病的女性群体是盆腔炎的高危人群。所以要注意性生活卫生，性生活前后用清水清洗外阴；如患性传播疾病，治愈前禁止性生活。

3. 尽量避免人工流产及其他妇科手术。女性在进行分娩、人工流产及取环等生殖道手术时，病菌容易通过外阴、阴道侵入盆腔内，可能发生急性盆腔炎。所以尽量避免不必要的妇科手术。

4. 及时正规的治疗。一旦出现盆腔炎的症状，一定要及时到正规医院就医治疗。不要忌医、自行用药，更不要听信小广告乱投庸医，延误诊断及治疗。

下腹突然剧痛
可能是卵巢黄体囊肿破裂

有一位患者突发下腹疼痛，伴有恶心、呕吐，被确诊是"卵巢黄体囊肿破裂"。患者向我咨询："为什么黄体会突然破裂？"其实，黄体还真不是突然破裂的，大多数的黄体破裂之前，会伴有卵巢的充血、肿大，只是这种情况很容易被忽略而已。

医生解答

卵泡在排卵后会形成黄体，黄体的主要功能是分泌孕激素。正常的成熟黄体直径2~3厘米，如果黄体腔内的积液过多，直径大于3厘米就是黄体囊肿。黄体囊肿常常自行消失，但有时会自行破裂，或在外力的作用下造成卵巢黄体囊肿破裂，比如剧烈运动、用力咳嗽等。

卵巢黄体囊肿破裂会出现下腹剧烈疼痛，同时伴有头晕、心慌等，且这些不适感会越来越强。卵巢黄体囊肿破裂有一定的危险性，出血多者会造成晕厥、休克，可能需要手术切除出血的黄体；对于出血不多者，建议遵医嘱保守治疗，比如卧床休息、输液、止血，破裂口可以自己闭合。

如何预防黄体囊肿破裂

月经来之前的两周是黄体期，尤其是临近来月经时需要避免剧烈活动，一旦出现腹痛症状，需要尽快就医，早发现、早治疗，可以避免严重的腹腔内出血。

卵巢癌防复发更重要

我有一位相熟的患者，36岁时查出早期卵巢癌，但术后恢复较好，三四年过去了都没有复发。分析原因，首先是这位患者的心态比较好，积极配合治疗，更重要的是，她在防止卵巢癌复发这一点上做得很好。

● 医生解答

一说到癌症，很多人都觉得是不治之症。但其实从医生的角度来看，癌症只是一种比较"棘手的病"，治疗方法有很多，比较常见的包括手术治疗、放射治疗（放疗）、化学药物治疗（化疗）。只要配合治疗，及时采取正确的治疗手段，治愈的希望还是有的。

卵巢癌有很多种类型，除了个别类型，绝大多数都难以被察觉，它的发生、发展悄无声息。日常生活中，女性如出现这些典型症状：腹部凸起或腰围变粗、性激素发生紊乱、腰酸腹痛、下肢或外阴水肿、不明原因消瘦等，应警惕卵巢癌的风险。建议从30岁起定期进行盆腔检查、肿瘤标志物检查和经阴道超声的联合筛查。BRCA1/BRCA2基因突变可以通过二代测序的方法进行检测。这两个基因突变的检测，不但有助于确定卵巢癌的高危个体，还有预测预后和指导治疗药物选择的意义。

卵巢癌治疗后的护理

1. 宜选择营养丰富、易消化的高蛋白、富含维生素的食物，少量多餐。
2. 保持良好的心态，健康的心理状态和乐观的情绪有助于身体恢复。
3. 保持规律作息，避免熬夜。
4. 选择合适的运动，比如太极拳、瑜伽，不让身体过度劳累。

卵巢早衰不可逆，
只能提前发现和预防

卵巢早衰指女性40岁前由于卵巢内卵泡耗竭或因医源性损伤而发生的卵巢功能衰竭。以低雌激素及高促性腺激素为特征，表现为继发性闭经、不孕，常伴有盗汗、失眠、记忆力减退等症状。

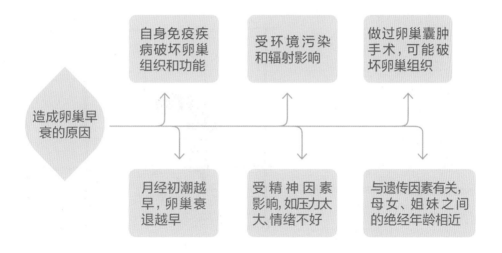

卵巢早衰不可逆，只有早发现，才能早控制。目前没有任何办法能让衰老的卵巢重新恢复年轻，我们只能尽早发现卵巢早衰的信号，并且通过积极治疗改善症状，并维持至绝经。

怎么让卵巢衰老得慢一些

不良生活习惯是导致女性卵巢早衰的重要原因之一。养成良好的、健康的生活习惯，会让衰老的脚步变慢些。

1. 饮食调养很重要。少喝冷饮，不吃生冷食物，按时进食，多摄入富含维生素的蔬果，富含植物雌激素的大豆及其制品，这些食物都有助于卵巢的健康和保养。

2. 保证适量运动。建议女性多学一些随时随地可以做的运动，如一边看电视，一边扭腰。将运动变成习惯，养成运动习惯可以有效保持卵巢健康。

3. 戒烟戒酒。吸烟和饮酒对卵巢会造成伤害，严重者甚至会导致更年期提前。

4. 放松心情。长期处于快节奏、高压力下，很容易处于紧张的状态中，久而久之，会导致卵巢功能失调，以致促卵泡激素、黄体生成素分泌异常，出现排卵功能障碍、闭经，进而导致卵巢功能减退。因此，平时应该多给自己找一些放松的机会：大段时间的放松很有必要，如定期按摩穴位进行保养，练瑜伽等；零碎时间的放松也必不可少，如工作间隙伸个懒腰，让紧绷的神经得以缓解、放松。

5. 和谐的性生活能推迟卵巢功能退化。

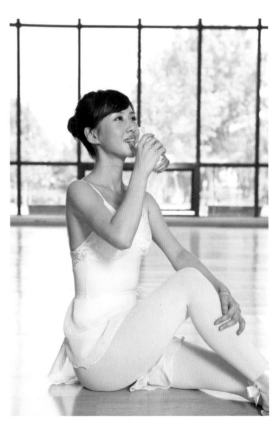

● 接种HPV疫苗，预防宫颈癌

宫颈癌是常见妇科癌症，发病率在我国女性癌症中居第6位。世界卫生组织（WHO）认为，HPV（人乳头瘤病毒）高危型持续感染是宫颈癌发生的主要因素。HPV疫苗可用于预防宫颈癌，是全球第一个癌症疫苗。HPV疫苗和宫颈癌筛查，将为中国女性预防宫颈癌提供更好的手段。

3种HPV疫苗怎么选

HPV疫苗有很多种，但目前被广泛应用的主要有3种：二价、四价和九价疫苗。"价"代表了疫苗可预防的病毒亚型种类。国际研究数据认为，二价和四价疫苗可预防大约70%的宫颈癌，九价疫苗可预防大约90%的宫颈癌。

疫苗	可预防的病毒种类	适用人群	接种方式
二价疫苗	预防HPV16、HPV18型引起的宫颈癌	9~45岁女性	第0、1、6月（或0、6月）注射；6个月内完成3针（或2针）
四价疫苗	预防HPV6、HPV11、HPV16、HPV18型引起的宫颈癌，其中HPV6、HPV11型并不属于宫颈癌高危型HPV，但可引起尖锐湿疣和外阴癌	20~45岁女性	第0、2、6月注射；6个月内完成3针
九价疫苗	针对HPV6、HPV11、HPV16、HPV18、HPV31、HPV33、HPV45、HPV52、HPV58型	9~45岁女性	第0、2、6月注射；6个月内最佳，6~12个月内也可以

接种HPV疫苗的几点认知

1. 接种HPV疫苗的不良反应较少，有的人会在接种部位出现疼痛、肿胀、红疹，极个别会出现晕眩、肌肉无力、麻痹等较为严重的不良反应。

2. 接种了HPV疫苗，并非终身免疫。目前认为，免疫保护可以维持10年左右。所以，接种疫苗10年后要定期复查，重新接种。

3. 45岁以上的女性也可接种HPV疫苗，但保护作用有限。做好这两点更重要：性生活做好保护措施、每年记得做宫颈癌筛查。

4. 男性也需要接种HPV疫苗。男性患尖锐湿疣、肛门癌、口咽癌等都和HPV感染有关。目前，世界上有近100个国家已开展男性HPV疫苗接种。我国的HPV疫苗目前仅限于女性，针对男性的HPV疫苗正处于研究中。

 预防宫颈癌的生活习惯

1. 定期检查。宫颈癌的发生是一个逐渐演变的过程，定期检查可以及时发现癌前病变以及无症状的早期癌症，进而给予积极治疗。

2. 注意性卫生。平时应注意外阴及内裤的清洁，注意经期卫生、性生活卫生。

3. 戒烟。吸烟会使女性患宫颈癌的风险增加。有研究表明，烟草能够损伤女性宫颈组织细胞的DNA，增加患宫颈癌的风险。

● 更年期综合征，激素替代疗法不迷茫

"更年期"在医学上正式的称谓是"围绝经期"，是指卵巢功能逐步下降走向衰退后出现一系列心理和生理改变的时期。中国女性开始进入围绝经期的平均年龄为46岁，绝经的平均年龄在48~52岁，约90%的女性在45~55岁绝经。绝经本质上是卵巢功能衰竭，激素水平随之发生变化，带来一系列症状，称之为更年期综合征。

更年期综合征一般表现为月经紊乱，潮红、潮热、多汗、失眠多梦、易怒、焦虑不安、情绪低落、抑郁等。此外，还有泌尿生殖道萎缩相关问题，如阴道干涩、瘙痒、性交痛、反复下尿路感染、夜尿增加、尿频尿急等。临床上，经常采用激素替代疗法以缓解更年期症状。

激素补充治疗药物有哪些

用于激素补充治疗的药物有好几个种类，它们在缓解更年期症状方面的效果都差不多，只是在额外好处或不良反应方面稍有不同。常用的雌激素、孕激素有以下几种。

雌激素	**口服型:** 戊酸雌二醇、结合雌激素片
	经皮肤吸收型: 半水合雌二醇贴片、雌二醇缓释贴片和雌二醇凝胶
	经阴道用药型: 结合雌激素乳膏、雌三醇乳膏、普罗雌烯乳膏/胶丸
孕激素	**天然:** 黄体酮胶囊
	人工合成: 地屈孕酮、醋酸甲羟孕酮、左炔诺孕酮
雌、孕激素复方制剂	雌二醇片/雌二醇地屈孕酮片

阴道炎应及时就医，并注意生活细节

阴道中存在着各种各样的微生物，通常它们保持一种和平相处的关系。但是，如果女性不注意外阴清洁，或过度清理阴道、服用抗生素、性生活过于频繁等，就会使阴道内的菌群失调。之后，阴道病症就开始恣意横行。其中阴道炎以白带性状改变及外阴瘙痒灼痛最为常见，可有性交痛、尿痛、尿急等症状。

出现阴道炎症状应立即到医院就诊。为了明确阴道炎类型，一般会进行阴道分泌物检查，应注意检查前24~48小时避免性生活。不同病因的阴道感染需用不同的药物治疗。此外，建议患阴道炎女性的伴侣也要同时接受治疗。

日常生活调养细节

1. 平时瘙痒不舒服的时候用温水清洗外阴即可，也可以选择温水坐浴5分钟左右缓解瘙痒，不需要用任何洗液，也不要清洗阴道里面。阴道本身有自净功能，无须过度清洁，过度清洁反而会破坏正常菌群生态系统。特殊情况需要用洗液的，请在医生的指导下使用。

2. 清洗外阴后，用干净的毛巾、纸巾擦干，保持外阴的干燥清洁。

3. 穿纯棉舒适的内裤，不要穿化纤类的。内裤做到每天换洗，阳光晒干，避免阴干。

4. 便后，从前往后，即从外阴到肛门的方向进行清洁擦拭，这样做可以避免把肛门的细菌带到外阴、阴道。